DE

L'ACCOUCHEMENT PRÉMATURÉ

ARTIFICIEL.

Paris. — RIGNOUX, Imprimeur de la Faculté de Médecine, rue Monsieur-le-Prince, 31.

DE

L'ACCOUCHEMENT PRÉMATURÉ

ARTIFICIEL,

Par C.-L. AUBÉ,

Docteur en Médecine de la Faculté de Paris,
ancien Élève des Hôpitaux.

PARIS.

ADRIEN DELAHAYE, LIBRAIRE,

place de l'École-de-Médecine, 23.

1859

DE

L'ACCOUCHEMENT PRÉMATURÉ

ARTIFICIEL.

AVANT-PROPOS.

La pratique de l'accouchement prématuré artificiel, suivie déjà depuis longtemps dans divers pays de l'Europe, n'est entrée en France que depuis peu d'années, comme nous le verrons dans la partie historique de ce travail.

Malgré ce retard, elle a su conquérir promptement la position qu'elle méritait : des modes opératoires variés lui ont été appliqués, des monographies importantes, des articles nombreux des journaux de médecine, ont promptement réussi à la populariser. Qu'il me suffise de citer les noms de MM. Stoltz, Velpeau, Paul Dubois, Lacour, et Silbert, d'Aix.

Après les autorités imposantes dont nous venons de parler, nous n'avons pas la prétention, surtout dans une thèse inaugurale et avec notre peu d'expérience, de composer une œuvre nouvelle. Séduit seulement par l'importance de ce point scientifique, nous nous bornerons à l'examiner dans tous ses détails, en nous faisant un devoir de citer les diverses opinions des maîtres, et nous aurons atteint notre but, si les idées émises dans cette dissertation contribuent à répandre encore davantage une pratique que nous regardons comme très-importante.

Ce travail sera divisé en quatre parties :

Dans la première, après avoir donné une définition du sujet, nous examinerons le but et la moralité si longtemps discutés de cette pratique obstétricale.

Nous ferons, dans la deuxième, l'historique de l'accouchement prématuré artificiel.

Après avoir examiné, dans la troisième partie, les indications et contre-indications de l'opération, nous passerons en revue, dans la quatrième, les différents procédés opératoires conseillés et mis en usage pour obtenir l'accouchement avant terme.

Nous terminerons l'étude du sujet en tirant de notre travail les conclusions qui en doivent découler.

Avant d'entrer en matière, qu'il me soit permis d'exprimer publiquement ma reconnaissance à M. Ch. Pajot, professeur agrégé de la Faculté, qui, outré ses bienveillants conseils, a bien voulu me permettre d'insérer une observation inédite ; et à M. Hippolyte Blot, pour les livres et les indications bibliographiques qu'il a bien voulu mettre à ma disposition, et qui m'ont été d'une grande utilité.

PREMIÈRE PARTIE.

DÉFINITION, MORALITE ET BUT DE L'ACCOUCHEMENT PRÉMATURÉ.

L'accouchement prématuré artificiel est la provocation de l'accouchement avant le terme de la grossesse, mais à une époque où le fœtus est réputé viable.

Il faut bien se garder de confondre l'accouchement prématuré avec l'avortement, confusion souvent faite, et qui a longtemps empêché d'admettre en France la provocation de l'accouchement prématuré.

Quel est, en effet, le but de l'accouchement prématuré artificiel ? C'est non-seulement d'éviter à la mère des opérations pénibles et qui souvent mettent sa vie en danger, mais encore de sauver l'enfant qui, dans la plupart des cas où l'on a recours à l'accouchement prématuré, serait, sans cette opération, condamné à une mort certaine.

Dans l'avortement, au contraire, il s'agit de sauver la mère d'un danger imminent, mais en faisant le sacrifice de l'enfant, qui n'est pas encore arrivé à une époque où il pourra vivre d'une vie indépendante.

« Dans l'avortement, dit M. Velpeau, on se propose de détruire l'œuf pour conserver la mère, tandis que dans l'accouchement prématuré on cherche à obtenir le fœtus vivant, sans compromettre la vie de la femme. »

Il ne faut pas non plus confondre l'accouchement prématuré avec l'accouchement forcé. C'est probablement cette confusion qui fait que M. Silbert, d'Aix, attribue à Puzos la première idée de l'accouchement prématuré artificiel. Puzos a eu pour but de substituer à l'accouchement forcé un procédé moins violent, mais par lequel il se proposait seulement d'arrêter les hémorrhagies utérines. C'est là, si l'on veut, comme le dit le Dr Lacour dans sa thèse inaugurale (1844), une transition entre l'accouchement forcé et l'accouchement prématuré; mais ce n'est pas l'idée de ce dernier.

Dans l'accouchement prématuré, dit Ritgen, la nature fait presque tout, l'art ne lui communique qu'une impulsion légère, mais sûre; dans l'accouchement forcé, au contraire, l'art agit presque seul, et tout ce que la nature cède, il faut le lui arracher avec effort.

On a beaucoup discuté la question de savoir si la morale permet ou non de provoquer l'accouchement avant terme. Je comprends très-bien cette discussion à propos de l'avortement; mais j'avoue que je ne puis comprendre qu'on ait pu trouver immorale une opération qui a pour but de sauver deux individus, dont l'un des deux, au moins, était condamné à une mort presque certaine, et qui, souvent, atteint le but qu'elle se propose.

Je trouve, dans la thèse inaugurale du Dr Lacour, cette phrase :

« Je ne crois pas que le médecin doive, dans les cas de ce genre, en référer aux théologiens, ainsi que le voulait Sue; il ne doit obéissance qu'à la mère qui se trouve en péril, elle est seule juge dans sa propre cause. »

Je crois, comme M. Lacour, que le médecin ne doit pas en référer aux théologiens; mais je ne puis partager son opinion quant à ce qui regarde la mère; je crois au contraire que la mère est le plus mauvais juge dans la question. Je pense que le médecin ne doit alors s'en rapporter qu'à sa conscience, et que, s'il croit pouvoir sauver deux individus au lieu d'un, en provoquant l'accouchement prématuré, il doit non pas agir sans le consentement de la mère, ce qui, je crois, n'est jamais permis, mais faire tous ses efforts pour la décider à accepter ce qu'il a jugé le plus convenable de faire.

Baudelocque regardait l'accouchement prématuré comme un crime, toutes les fois qu'il ne s'agissait pas d'hémorrhagies. Capuron le traitait d'attentat commis envers les lois divines et humaines.

Nous demanderons, nous, s'il n'est pas criminel, l'accoucheur qui, se trouvant en présence d'une femme dont il sait que l'accouchement à terme ne pourra se faire, et sachant qu'il existe un moyen de faire accoucher cette femme en lui laissant la vie sauve, et probablement aussi à son enfant, n'emploie pas ce moyen, et condamne par là la mère à l'opération césarienne ou le fœtus à l'embryotomie.

L'accouchement prématuré n'est donc pas immoral, quand il se renferme dans les limites d'indications précises.

La nature a été la première à nous montrer que l'accouchement prématuré est une circonstance avantageuse dans les cas de rétrécissement du bassin. La science possède un grand nombre d'exemples de ces accouchements prématurés spontanés ; nous n'en rapporterons ici qu'un seul, c'est celui publié par Fodéré (1).

« Mme R....., épouse d'un employé supérieur à B...., petite ville du Bas-Rhin, était enceinte pour la neuvième fois. Les trois premières fois, elle n'avait pu être accouchée qu'au moyen de la perforation du crâne et des crochets. Se trouvant en Hollande, lorsqu'elle était enceinte pour la quatrième fois, elle fut fortement effrayée au septième mois par un incendie qui se déclara dans le voisinage de son habitation ; aussitôt elle fut prise par les douleurs de l'enfantement. L'accoucheur qui fut appelé, après avoir appris ce qui s'était passé les trois premières fois, saisit cette circonstance pour rompre les membranes et hâter l'accouchement. L'enfant se présentait par les pieds ; il fut extrait vivant.

En 1828, il avait atteint sa dix-huitème année. Cette dame devint enceinte une cinquième, sixième, septième et huitième fois : au lieu de suivre le conseil que lui avait donné l'accoucheur hollandais, de se faire accoucher entre sept et huit mois de grossesse, elle attendit chaque fois le terme naturel, et chaque fois on fut obligé d'avoir recours à la perforation du crâne. Dans la neuvième couche,

---

(1) *Journal de la Société des sciences, arts et agriculture, du Bas-Rhin*, 1828.

malgré la céphalotomie et l'emploi des crochets, Mme R..... mourut
sans être délivrée, l'ouverture du corps ne fut pas faite.

Du reste, des chiffres, mieux que tous les raisonnements possibles,
plaideront en faveur de l'accouchement prématuré.

Nous allons donc comparer les résultats qu'il fournit avec ceux
donnés par la symphyséotomie et l'opération césarienne.

Accouchements prématurés. M. Velpeau rapporte, dans son ouvrage, un relevé de Kilian. Sur 161 opérations pratiquées en Angleterre, en Allemagne, en Italie, en Hollande, voici quels ont été les
résultats :

Nombre d'opérations....	161
Femmes mortes.........	8
Femmes sauvées.........	153
Enfants morts...........	46
Enfants vivants..........	115 dont 73 survécurent.

De 1832 à 1843, Ramsbotham a pratiqué 16 fois l'accouchement
prématuré artificiel, et il a obtenu 9 enfants vivants (1).

En 1852, Rodenberg publia un mémoire sur *l'accouchement prématuré;* voici le résultat statistique de ses observations :

Nombre d'opérations....	18
Femmes mortes.........	2
Femmes sauvées........	16
Enfants morts...........	4
Enfants vivants..........	14 dont 7 ont survécu.

J'ai mis 16 femmes sauvées pour continuer la même méthode d'ex-
position qu'auparavant, quoique ce chiffre ne soit pas exact, puisque les 18 opérations ont été pratiquées sur 9 femmes seulement ;
mais peu importe pour la statistique que l'on ait opéré 2 femmes
ou deux fois la même femme.

---

(1) *Archives de médecine,* 1844, t. VI, p. 237.

En 1850, M. le Dr Clauzure fils, d'Angoulême, publia (1) une statistique composée de :

Nombre d'opérations....... 280
Femmes sauvées.......... 274
Femmes mortes.......... 2
Enfants sauvés........... 166
Enfants morts........... 114

Enfin j'ai pu réunir, dans les différents journaux de médecine, 125 observations, dans lesquelles il y a eu :

Nombre d'opérations....... 125
Femmes sauvées.......... 108
Femmes mortes.......... 3
Enfants vivants.......... 77 dont 55 ont survécu.
Enfants morts........... 32

Ce qui fait en tout, en comprenant les statistiques précédentes :

Nombre d'opérations...... 584
Femmes sauvées.......... 551
Femmes mortes.......... 15
Enfants ayant survécu..... 301
Enfants morts........... 196

Voyons maintenant quels sont les résultats fournis par la symphyséotomie et l'opération césarienne.

Symphyséotomie. Merriman, sur 44 cas de symphyséotomie, compte :

14 mères mortes,
29 enfants morts ;

---

(1) *Abeille médicale*, 1850, p. 9.

et, parmi les femmes qui survécurent, plusieurs conservèrent une incurable immobilité des os du bassin, et par suite une claudica très-fatigante.

D'après Lauverjat, sur 18 opérations, 20 individus mères ou enfants moururent ; Baudelocque cite 30 cas dans lesquels on sauva 11 enfants.

Enfin M. le Dr Clauzure fils, d'Angoulême, a publié la statistique suivante :

1° Cas malheureux pour la mère :

Nombre d'opérations...... 157
Mères sauvées........... 85
Mères mortes............ 72
Enfants sauvés........... 5

Ainsi nous voyons que la symphyséotomie amène la mort de la moitié des femmes environ, et d'un plus grand nombre d'enfants encore.

Opération césarienne. Je reproduis une statistique que l'on trouve dans l'ouvrage de M. Velpeau.

xviiie siècle............... 85
xixe siècle............... 62
En tout. 147

2° Cas heureux pour la mère :

xviiie siècle............ 70
xixe siècle............... 48
En tout. 118

Pour les enfants voici les résultats :

Enfants vivants........... 67
Enfants morts........ 29

Les autres, sans renseignements.

Dans la statistique de M. le Dr Clauzure fils, d'Angoulême, nous retrouvons :

Nombre d'opérations	790
Mères sauvées	361
Mères mortes	424
Enfants sauvés	76

Si maintenant nous comparons les différents résultats fournis par la symphyséotomie, l'opération césarienne et l'accouchement prématuré, nous voyons que, dans tous les cas, soit qu'on se place au point de vue de la mère, soit au point de vue de l'enfant, l'avantage reste toujours à l'accouchement prématuré.

DEUXIÈME PARTIE.

HISTORIQUE.

C'est à l'Angleterre que doit revenir l'honneur d'avoir soulevé la question de l'accouchement prématuré et de l'avoir pratiqué.

Déjà depuis longtemps les médecins étaient effrayés des dangers qui entouraient la mère et l'enfant dans les différentes opérations obstétricales pratiquées dans les cas de rétrécissement du bassin, et se demandaient si l'on ne pourrait pas remplacer ces terribles opérations par une autre moins dangereuse.

Déjà d'un autre côté l'observation nous montrait que la nature est assez prévoyante pour faire quelquefois accoucher avant terme des femmes à bassin rétréci, et qui, au terme de leur grossesse, n'auraient pu se débarrasser sans secours du produit de conception.

Si certaines femmes, dit M. Velpeau, assez malheureuses pour ne mettre au monde que des enfants morts, par suite d'une angustie pelvienne, finissent par accoucher sans secours d'un fœtus vivant, cela tient ordinairement à ce que, pour cette fois, l'enfant vient avant terme ou s'est moins développé que de coutume; l'accouchement prématuré artificiel n'est donc qu'une imitation de la nature » (1).

Denman (2) nous raconte que C. Kelly l'informa que, vers 1756, les docteurs de Londres les plus célèbres à cette époque, demandés en consultation pour donner leur avis sur l'équité de cette pratique et les avantages que l'on peut s'en promettre, y donnèrent leur approbation unanime.

Ce fut Macaulay qui le premier pratiqua l'accouchement prématuré artificiel, et il obtint un heureux résultat. Après Macaulay, C. Kelly fit part à Denman qu'il avait, lui aussi, pratiqué cette opération plusieurs fois, et entre autres trois fois sur la même femme dont il a pu conserver deux fois les enfants vivants. Denman lui-même le pratiqua ou le conseilla plusieurs fois, et dit qu'on ne peut lui imputer aucun résultat malheureux ou dangereux.

Plus tard John et James Barlow, puis Ramsbotham, les deux Merriman, Campbell, Burns, Marshall, Ingleby et d'autres, pratiquèrent aussi cette opération avec plus ou moins de succès. Enfin, au commencement de ce siècle, il y eut assez de faits en Angleterre pour encourager les praticiens, de sorte que l'accouchement prématuré artificiel passa dans la pratique ordinaire dans les cas de rétrécissement du bassin, et qu'on abandonna presque complétement l'opération césarienne et la symphyséotomie.

Cependant W. Nisbet et J. Leigton firent une vive opposition à cette pratique, l'un disant qu'on ne pouvait au juste déterminer

---

(1) Velpeau, *Traité des accouchements*, 1836, p. 410.
(2) *Introduction à la pratique des accouchements*, t. II, p. 222.

l'époque de la grossesse, l'autre sous prétexte que l'opération avait
des effets trop incertains ; mais ces raisonnements devaient nécessairement tomber devant les faits qui se multipliaient.

Cette méthode passa bientôt en Allemagne où May, professeur à
Heidelberg, publia un mémoire pour recommander l'accouchement
prématuré, en 1779. En 1804, Wentzel y eut le premier recours et
avec un succès complet ; il publia en outre, en 1818, un livre inti-
tulé : *Considérations sur l'accouchement prématuré artificiel,* qui lui
valut un grand nombre de partisans. Après lui, Kraus, en 1815,
pratiqua aussi avec succès cette opération.

Parmi les accoucheurs allemands qui adoptèrent à cette époque
la pratique de l'accouchement prématuré, il faut citer Kluge, Busch,
d'Outrepont, Ritgen, Kilian, Naegele. Parmi ces derniers, Ritgen
en traça en 1826 les indications et contre-indications, et Kluge publia à la même époque douze observations dans des cas de rétrécissement du bassin.

D'Allemagne, cette pratique passa rapidement en Hollande, où
Salomon Leyde s'est d'abord prononcé en sa faveur, puis en Italie, où
F. Ferrario publia, en 1829, les comptes rendus de la clinique du
professeur Lovati, de Pavie, dans lesquels il cite six observations
d'accouchements prématurés artificiels ; ces six observations étaient
aussi encourageantes que possible, puisque sur les six femmes aucune
ne mourut, et que le seul enfant qui soit mort est venu au monde
apoplectique et le cordon serré autour du cou. Aussi Ferrario et
Lovati furent-ils imités par Cisinelli et Bili, de Milan, qui ne furent
pas moins heureux que leurs confrères.

En Angleterre et en Allemagne, il y eut bien quelques opposants
à la pratique de l'accouchement prématuré ; mais ses détracteurs ne
tardèrent pas à en devenir les plus zélés partisans. Il n'en fut pas de
même en France, où la lutte fut longue et pénible, et où l'on eut à
vaincre non-seulement des opinions médicales, mais encore des idées
religieuses.

Il fut d'abord conseillé par Vauzesme, dans l'angustie pelvienne,

3

en 1769, pour éviter la synchondrotomie; mais il prétendit qu'il devait ce conseil à Levacher de la Feutrie. Sue, dans ses essais sur l'art des accouchements, prétend qu'Antoine Petit non-seulement l'avait conseillé, mais même l'avait pratiqué le premier ; mais dans le cours d'Antoine Petit, publié par deux de ses élèves, il n'y a rien qui semble se rapporter à l'accouchement prématuré (1).

Lauverjat rapporte, dans son *Traité sur l'opération césarienne* (1788), que quelques praticiens ont conseillé l'accouchement prématuré ; mais que les moyens employés pour y parvenir, insuffisants et dangereux, ont fait rejeter cette proposition. Cependant il ne la blâme pas complétement, puisqu'il ajoute plus bas: «Ce moyen, dont il serait criminel d'abuser, ne doit pas être absolument rejeté, puisqu'il pourra, dans certaines circonstances, conserver les mères et les enfants dont la vie serait compromise.»

En 1781, parut l'ouvrage de Baudelocque, à un moment où l'on ne savait trop à quoi s'en tenir, et il sembla devoir fixer à jamais le sort de l'accouchement prématuré en France.

Baudelocque disait qu'une des plus grandes difficultés était de savoir exactement l'époque de la grossesse ; nous répondrons à cela qu'en tenant compte non-seulement des renseignements fournis par la femme, mais encore et surtout des signes que l'on peut percevoir directement, si on ne peut savoir l'époque précise de la grossesse, on ne se trompera guère que de quelques jours. Baudelocque prétendait encore qu'avant la fin de la grossesse, le col n'est pas préparé à subir la dilatation. M. le professeur Paul Dubois, dans sa thèse de concours (1834), fait remarquer avec raison que dans les accouchements prématurés spontanés, le col n'est pas plus préparé que dans l'accouchement provoqué.

On voit aussi Gardien, employant les mêmes arguments que Bau-

---

(1) *Traité des maladies des femmes enceintes, des femmes en couches et des nouveau-nés,* rédigé sur les leçons d'Antoine Petit par B. et P.; Paris, an VII.

delocque, dire que l'accouchement prématuré est un crime ; Capuron le traite d'attentat aux lois divines et humaines ; Dugès prétend
que cette opération n'a jamais réussi que dans les cas où elle était
inutile.

Enfin en 1827, à l'occasion d'un accouchement spontané à sept
mois et demi, chez une femme affectée d'anévrysme du cœur et près
de suffoquer, M. Costa demanda à l'Académie royale de Médecine
s'il n'y avait pas lieu de provoquer l'accouchement toutes les fois
que la grossesse est compliquée d'une maladie qui menace prochai-
nement la vie de la mère et du fœtus, en supposant que ce dernier
soit viable. La commission répondit que la proposition de M. Costa
était inconvenante, et que, dans l'état actuel de la science, il n'existe
aucun cas où il soit permis de provoquer l'accouchement avant
terme chez une femme grosse, ni le rétrécissement du bassin, ni le
développement de convulsions, ni même l'implantation du placenta
sur l'orifice utérin ; qu'il n'y a pas de moyens de s'assurer de la
viabilité du fœtus ; enfin que le plus souvent les accouchements
provoqués sont funestes à la mère et à l'enfant.

En 1813, Fodéré s'était prononcé en faveur de cette pratique dans
son *Traité de médecine légale,* à l'article *Police médicale* du *Dictionnaire des sciences médicales,* puis plus tard dans un mémoire (1).

L'état de la science en était là, lorsqu'en 1831, M. Stoltz, professeur à la Faculté de Strasbourg, eut l'occasion de pratiquer l'accouchement prématuré. Cette observation offre un certain intérêt,
comme étant la première de cette opération en France ; c'est pourquoi je la reproduis ici.

OBSERVATION.

Ursule P....., de Strasbourg, âgée de 29 ans, ouvrière en perles,

----

(1) *Journal de la Société des sciences, arts et agriculture, du département du Bas-
Rhin,* 1828.

petite, contrefaite, d'une constitution délicate, blonde, lymphatique, vint me consulter, dit M. Stoltz, au septième mois de sa troisième grossesse. Ses deux premières couches avaient été laborieuses ; chaque fois elle n'avait pu être délivrée qu'au moyen de la perforation du crâne. Elle voulait savoir de moi s'il n'était pas possible d'avoir un enfant vivant. Je lui proposai de la faire accoucher avant terme ; elle y consentit de suite, lorsque je lui expliquai en quoi consistait le procédé que je me proposais de suivre. Je crus l'indication positive, puisque deux fois on avait été obligé de recourir à la perforation du du crâne. Un nouvel examen de la personne me convainquit qu'il y avait beaucoup de chances de succès, et que d'aucune autre manière on ne pouvait espérer d'enfant vivant, à moins de faire l'opération césarienne.

La taille d'Ursule P..... est de 4 pieds 4 pouces. Elle a une scoliose très-prononcée, ou plutôt une double courbure de la colonne vertébrale ; la première à droite, la seconde à gauche. La hanche droite est plus élevée que celle du côté opposé, et le bassin est sensiblement incliné à gauche. Les jambes sont arquées, la marche est vacillante.

Mesuré extérieurement avec le compas d'épaisseur de Baudelocque, le bassin présente les dimensions suivantes : D'une épine iliaque antérieure et supérieure d'un côté à l'autre, 10″; de la base du sacrum au pubis, 5″ 6‴ à 9‴ ; d'un trochanter à l'autre, 12″ 6‴. En portant le doigt dans le vagin, et suivant la direction du diamètre antéro-postérieur, on arrive, sans beaucoup de peine, à l'angle sacro-vertébral.

Le fond de l'utérus, à l'époque où j'explorai, avait dépassé l'ombilic ; les mouvements du fœtus pouvaient être facilement distingués ; le col était large et présentait une écorchure profonde de chaque côté ; le doigt pénétrait profondément dans la cavité du col. Le segment inférieur de l'utérus proéminait dans le bassin ; la tête du fœtus était mobile au-dessus du détroit supérieur.

L'indication étant bien déterminée, il fallut arrêter l'époque de l'opération. Prenant pour point de départ le 15 février, jour indiqué par la femme comme celui de la conception, je la fixai au 27 septembre, deux cent trente-deuxième jour ou trente-troisième semaine de la grossesse. Je crus éviter le double reproche de l'avoir entreprise trop tôt ou de l'avoir trop différée. En attendant je recommandai un régime très-nourrissant, et je prescrivis un purgatif, qui agit bien.

Le 27 septembre, à dix heures du matin, je commençai mon opération, aidé par M. le Dr Bach et une sage-femme. La femme couchée en travers de son lit, j'introduisis l'indicateur et le médius de la main gauche dans le vagin jusqu'au col de la matrice. Entre ces deux doigts, je fis glisser une éponge préparée à la ficelle, longue de 2 pouces moins un quart, épaisse de 10 lignes à sa base, arrondie à son sommet, enduite de cérat, et saisie avec une pince à polype courbe, je la conduisis jusqu'à l'orifice externe, dans lequel j'engageai son extrémité. Je retirai ensuite la pince, et je saisis l'éponge avec les deux doigts de la main gauche, et la poussai lentement jusqu'à sa base dans le col. Je la tins un moment en place pour l'empêcher de redescendre ; puis j'introduisis dans le vagin une éponge ordinaire, d'une forme ovalaire et du volume d'un œuf de dinde. A chaque éponge était attaché un petit ruban pour faciliter l'extraction. L'introduction de l'éponge préparée dans le col causa peu de douleur.

Vers une heure de l'après-midi, la femme commença à sentir des douleurs dans la région sacrée et derrière les pubis. Les douleurs revinrent tous les quarts d'heure et continuèrent à se faire sentir ainsi périodiquement pendant toute la journée et toute la nuit.

Le 28, vers le matin, elles étaient moins fréquentes. A neuf heures, je retirai les éponges. Il fallut employer de la force pour extraire celle qui était engagée dans le col, où elle avait acquis, en se gonflant, le volume du poing d'un adulte. Le col de l'utérus était presque entièrement effacé. Pendant les contractions qu'excitait la présence de mes doigts, l'orifice était dilaté de plus d'un pouce, les membranes se tendaient et s'avançaient ; je les décollai avec un doigt engagé entre elles et le segment inférieur aussi loin que je pus atteindre. Cette manœuvre fit naître des contractions énergiques, qui reparurent toutes les deux ou trois minutes. Dans la vue de reconnaître la position, je laissai trois doigts dans l'orifice. Pendant quelque temps je sentais évidemment la face ; en exerçant avec l'autre main des pressions modérées sur le fond de l'utérus, je déplaçai le fœtus, qui faisait d'ailleurs des mouvements très-brusques. Une fois je distinguai facilement les épaules, une autre fois les mains. Après avoir retiré ma main, je fis coucher la femme sur le côté gauche.

A onze heures, il y avait peu de contractions ; le crâne se présentait au détroit supérieur. La femme demanda à se lever ; je le lui permis, et dès ce moment elle eut des douleurs plus fortes et plus fréquentes. Cela dura jusqu'à onze heures de la nuit, qu'elle se mit au lit ; alors tout rentra dans le calme, et le lendemain matin, 29, il s'était reformé un peu de col, dans lequel on pouvait cependant pénétrer avec facilité.

Le travail ayant entièrement cessé, je le réveillai au moyen d'une seconde éponge plus longue et plus volumineuse que la première, que j'introduisis de la même manière et avec les mêmes précautions. Vers minuit, il y eut tout à coup un écoulement d'eau, et immédiatement après, les contractions devinrent plus fortes.

Le 30, à dix heures du matin, je retirai l'éponge. Vers midi, contractions toutes les cinq minutes. Pendant chaque contraction, la tête avance un peu, puis rétrograde ensuite ; elle est toujours mobile. Je me retirai en conservant peu d'espoir de voir l'accouchement se terminer spontanément.

De retour à cinq heures, on me dit que, malgré la continuation des douleurs, la tête n'avait pas changé de position. Je me décidai à l'application du forceps. Après avoir fait passer quatre doigts dans le vagin, je sentis que la tête était plus bas, et je trouvai la bosse pariétale au-dessous de l'angle sacro-vertébral. J'annonçai que l'accouchement se terminerait spontanément , au plus tard , dans une heure. Il était six heures.

A six heures et demie, la tête remplissait l'excavation, quoiqu'elle n'eût pas encore franchi l'orifice de la matrice ; à sept heures moins un quart, elle était visible entre les lèvres de la vulve, et cinq minutes après, elle fut expulsée, ainsi que le reste du corps.

L'enfant, du sexe féminin, respira et ne tarda pas à jeter des cris presque aussi forts que ceux d'un enfant à terme.

Tout se passa naturellement les jours suivants ; le quinzième jour, l'accouchée fit sa première sortie, et s'est depuis bien portée, ainsi que son enfant.

M. Velpeau , lui aussi , la même année que M. Stoltz (1831), eut recours à l'accouchement avant terme. M. Stoltz eut encore l'occasion de pratiquer l'accouchement prématuré en 1833.

En 1833, M. Stoltz lut à l'Académie l'observation de la femme P..... On nomma une commission qui ne fit pas de rapport ; mais un an après, dans sa thèse de concours, M. le professeur P. Dubois se prononça ouvertement en faveur de l'accouchement prématuré, dont il fit ressortir tous les avantages.

Ce fut surtout cette thèse de M. P. Dubois, en 1834, qui donna l'élan à l'accouchement prématuré. Il fut pratiqué en 1836 par M. Villeneuve , de Marseille ; par M. P. Dubois lui-même en février 1840 ; par M. Nichet, de Lyon , au mois d'août de la même année ; en Belgique, par Van Huevel en 1843.

Aujourd'hui cette pratique est approuvée par M. Cazeaux , M. le professeur Moreau, M. Depaul, professeur agrégé à la Faculté ; par M. Ch. Pajot, professeur agrégé à la Faculté, qui n'a pas peu contribué à la répandre en l'enseignant dans ses cours à un très-grand nombre d'élèves français et étrangers ; enfin je crois que nous pouvons dire, avec M. Chailly, que l'accouchement prématuré artificiel est aujourd'hui acquis à l'art obstétrical.

TROISIÈME PARTIE.

INDICATIONS ET CONTRE-INDICATIONS.

INDICATIONS.

Vice de conformation du bassin.

L'indication la plus fréquente, la plus nette et la plus précise, est sans contredit le vice de conformation du bassin.

On a toujours cherché à établir des limites précises de rétrécissement, en deçà et au delà desquelles il ne faut pas pratiquer l'accouchement prématuré. C'est, dit-on, pour ne pas se tenir dans ces limites que les Anglais comptent tant d'insuccès. Certainement je ne discuterai pas l'utilité de connaître ces limites d'une manière aussi exacte que possible ; seulement je crois qu'il faudrait se poser la question à un autre point de vue que celui auquel on se place généralement.

Il est admis aujourd'hui qu'on ne fait l'opération césarienne sur la femme vivante que comme ressource extrême et lorsqu'on n'a pas l'espoir de pouvoir extraire le fœtus par les voies naturelles à l'aide du céphalotribe. Mais il est telle femme qui ne pourra pas être délivrée par le céphalotribe d'un fœtus à terme, et qui pourra l'être d'un fœtus de 7 mois à 7 mois et demi ; il est telle autre femme qui, ayant un bassin assez rétréci pour ne pas donner passage à un fœtus vivant de 7 mois à 7 mois et demi, pourra cependant être délivrée à neuf mois par le céphalotribe, mais avec de grandes difficultés. Chez cette femme, l'opération, faite à sept mois, ne sera-t-elle pas plus facile pour le médecin, moins pénible pour la femme, et par conséquent ne lui laissera-t-elle pas plus de chances pour se rétablir ?

Je ne discute pas la question de savoir si , dans ces cas de rétrécissements extrêmes, le médecin, consulté à l'avance, devra ou non avoir recours à l'avortement, cette question ressortant de mon sujet ; mais je me demande si un médecin, consulté par une femme enceinte de sept mois, et constatant un rétrécissement tel que le fœtus ne pourra sortir vivant, ne devra pas, malgré cette conviction, provoquer l'accouchement le plus tôt possible, et appliquer le céphalotribe si ses prévisions sont réalisées. La seule chance qu'il court, ce me semble, c'est d'avoir affaire à une tête plus petite ou plus réductible qu'il ne l'espérait, et qui pourra passer sans son intervention. Je crois donc que les médecins anglais ont raison, et que ce que l'on regarde comme des insuccès peut être regardé comme des succès, tant qu'il n'y a pas d'accidents graves pour la mère.

Cela étant posé, je me demanderai non pas dans quelles limites il faut se restreindre pour provoquer l'accouchement prématuré, mais bien dans quelles limites on peut avoir l'espoir d'obtenir un enfant vivant.

Il faut cependant, même en admettant ce que je viens de dire, se poser certaines limites, car il y a des bassins tellement rétrécis qu'on ne peut avoir l'espoir d'en extraire un fœtus de 7 mois. Mais ces limites me paraissent encore plus difficiles à tracer que celles qu'on se pose pour obtenir l'enfant vivant, et mon peu d'expérience ne me permet pas de juger une question sur laquelle les auteurs ne sont pas complétement d'accord, même pour le but qu'on se propose habituellement.

La déformation la plus fréquente du bassin est une sorte d'aplatissement d'avant en arrière, qui amène une diminution dans l'étendue du diamètre antéro-postérieur.

Avant d'établir les limites entre lesquelles on peut avoir l'espoir d'obtenir un enfant vivant, il faut d'abord savoir quelles sont les dimensions du diamètre bipariétal de la tête du fœtus, car c'est ce diamètre qui se placera dans le sens du diamètre antéro-postérieur du bassin.

M. le Dr Silbert, d'Aix, donne dans son *Traité pratique de l'accouchement prématuré artificiel* (1855) les dimensions suivantes :

De la 32e à la 33e semaine, 7 cent. (2 pouces 6 lignes).
De la 34e à la 35e semaine, 8 cent. (2 pouces 11 lignes).
De la 36e à la 37e semaine, 8 ½ c. (3 pouces 1 ligne).

M. P. Dubois donne le relevé suivant de plusieurs mensurations à sept mois et demi :

3 fois ,	3 pouces	1 ligne.	83 millimètres.
5 fois,	3 —	»	81 —
1 fois,	2 —	11 —	79 —
2 fois,	2 —	9 —	74 —
1 fois,	2 —	6 —	68 —
1 fois,	2 —	5 —	65 —
4 fois,	2 —	3 —	61 —

Par conséquent la moyenne du diamètre bipariétal de la tête du fœtus à 7 mois et demi serait, selon M. P. Dubois, de 2 pouces 9 lignes ou 74 millimètres.

A 7 mois, toujours d'après M. P. Dubois, le diamètre bipariétal serait en moyenne de 2 pouces 6 lignes ou de 68 millimètres.

On voit donc qu'en comptant un peu sur la réductibilité de la tête du fœtus on ne pourra espérer obtenir l'enfant vivant que lorsque le diamètre antéro-postérieur du bassin n'aura pas moins de 6 centimètres et demi (2 pouces 5 lignes).

Quant à la limite supérieure, l'accouchement à terme étant possible avec un diamètre antéro-postérieur de 8 centimètres et demi, toutes les fois que le bassin présentera un degré de rétrécissement moindre, on ne devra avoir recours à l'accouchement prématuré, que si, dans plusieurs accouchements précédents, on n'avait pu obtenir les enfants vivants. Dans ce cas, l'indication deviendrait formelle.

L'accoucheur devra donc avant tout s'assurér du degré de rétrécissement, soit au moyen du compas d'épaisseur de Baudelocque, soit avec le pelvimètre de Van Huevel, ou mieux encore au moyen du doigt.

Pour ce faire, la femme étant couchée ou debout, comme pour le toucher, on porte le doigt indicateur dans le vagin ; on suit la courbure du sacrum jusqu'à l'angle sacro-vertébral ; alors on relève un peu la main, de manière à en appliquer le bord radial contre la symphyse des pubis ; on marque avec l'ongle l'endroit où tombe la symphyse sur l'indicateur, et, en retranchant un bon centimètre de cette mesure, on a assez exactement l'étendue du diamètre sacro-pubien du détroit supérieur.

Une fois le diamètre antéro-postérieur connu, l'accoucheur doit chercher à préciser autant que possible l'époque de la grossesse. Pour cela, non-seulement il interrogera la femme sur les époques menstruelles, mais encore et surtout il tiendra compte des signes qu'il pourra percevoir par le toucher et la palpation.

Reste maintenant à savoir à quelle époque l'accoucheur doit avoir recours à l'accouchement prématuré.

C'est surtout dans ce but, bien plus encore que dans celui de savoir si l'on doit provoquer l'accouchement, qu'il est utile de connaître d'une manière très-approximative les dimensions du bassin. En effet, plus le fœtus approche du terme de la grossesse, plus il a de chances de vivre. On devra donc se fixer sur le degré de rétrécissement, pour reculer plus ou moins l'époque à laquelle on voudra provoquer l'accouchement ; et c'est en rapprochant les dimensions du bassin de celles du diamètre bipariétal de la tête du fœtus, aux différentes époques de la grossesse, que l'on pourra arriver à fixer époque. Ritgen a dressé le tableau suivant comme règle générale de l'époque à laquelle il faut provoquer l'accouchement prématuré.

Pour les bassins ayant :

2 pouces 7 lignes (70 mill.) à la 29e semaine.
2   —   8 — (72 mill.) à la 30e   —
2   —   9 — (74 mill.) à la 31e   —
2   — 10 — (77 mill.) à la 35e   —
2   — 11 — (79 mill.) à la 36e   —
3   —   » — (81 mill.) à la 37e   —

Tout ce que nous venons de dire ne peut s'appliquer qu'à ce qui concerne les rétrécissements du bassin par aplatissement antéro-postérieur, qui du reste sont les plus communs, et aux rétrécissements avec perfection des formes; mais il existe plusieurs autres déformations.

M. Paul Dubois a classé les rétrécissements en :

1° Bassins rétrécis avec perfection des formes;

2° Bassins rétrécis avec déformation des os.

Les rétrécissements avec déformation des os comprennent les rétrécissements :

Par aplatissement d'avant en arrière;

Par enfoncement des parois antéro-latérales;

Les rétrécissements d'un côté à l'autre;

Et les rétrécissements par compressions combinées.

Chacune de ces subdivisions contient elle-même plusieurs variétés; on voit donc que le bassin peut affecter à peu près toutes les formes possibles.

Non-seulement le bassin peut affecter toutes les formes possibles, mais encore, quand le rétrécissement est dû à l'ostéomalacie et non au rachitisme, le bassin peut continuer à changer de forme; il peut continuer à se rétrécir; il peut même s'élargir après s'être rétréci.

Il me paraît bien difficile de donner des règles précises sur la conduite que l'accoucheur aura à tenir dans des cas semblables. En effet, la plupart du temps, il lui sera extrêmement difficile de juger exactement du degré de rétrécissement du bassin, et pût-il même le déterminer d'une manière précise, il ne pourra être sûr que le rétrécissement restera plus tard ce qu'il est au moment de son examen. Il faudra donc que l'accoucheur prenne conseil des circonstances, plutôt que de préceptes posés à l'avance.

Beaucoup d'auteurs, et surtout Merriman, se basant sur la difficulté de déterminer exactement les dimensions du bassin, et sur la rigidité du col chez les primipares, avaient adopté pour précepte de ne pratiquer l'accouchement prématuré, que lorsqu'une grossesse antécédente aurait prouvé que l'accouchement à terme est impossible.

M. le professeur P. Dubois, dans sa thèse de concours pour la chaire d'accouchements (1834), partage l'opinion de Merriman, et il s'appuie principalement sur la rigidité du col, la difficulté d'y introduire un corps étranger pour le dilater, la possibilité de blesser l'utérus avec un instrument piquant avec lequel on voudrait perforer les membranes, et les accidents graves qui pourraient en être la conséquence.

Je ne sais si M. P. Dubois a changé d'opinion à cet égard; mais, à l'époque où il écrivait ce que nous venons de rapporter, on provoquait l'accouchement prématuré au moyen de la ponction ou du décollement des membranes, ou bien encore au moyen de l'éponge préparée; les raisons de M. Dubois avaient donc à cette époque une grande valeur; mais elles perdent beaucoup de cette valeur, aujourd'hui que nous avons à notre disposition les douches utérines, qui non-seulement sont inoffensives pour la mère et pour le fœtus, mais encore dont le premier effet est de faire cesser cette rigidité du col, qui était l'objection la plus valable à l'accouchement prématuré chez les primipares.

Pour nous, la primiparité n'est donc pas une contre-indication à l'accouchement prématuré, et nous ne voyons pas pourquoi l'on exposerait une femme à bassin rétréci à tous les dangers d'un accouchement à terme, sous prétexte qu'elle est primipare et qu'elle accouchera *peut-être*, quand nous possédons un moyen qui la fera accoucher *certainement*, si nous voulons l'employer. C'est du reste l'opinion de notre excellent maître M. Pajot.

Mais, nous dira-t-on, nous ne sommes pas autorisés à faire cet accouchement avant terme, parce que nous ne sommes pas sûr d'avoir un enfant vivant, et que nous l'aurions peut-être, en attendant le terme de la grossesse. C'est vrai, nous ne sommes pas sûr d'avoir un enfant vivant ; mais, si nous attendons le terme de la grossesse, ce sera bien autre chose : nous serons presque sûr d'avoir un enfant mort, et, de plus, nous ne sommes pas certain de conserver la mère.

Une présentation vicieuse, dans un cas de rétrécissement du bassin, a été et est encore pour beaucoup de praticiens une contre-indication à l'accouchement prématuré ; cette contre-indication n'a guère lieu que pour l'enfant, parce qu'au danger de l'opération s'ajouterait celui de la version.

Nous pensons donc avec M. Cazeaux que, s'il fallait tenir compte de la mauvaise présentation, on se priverait souvent des avantages de l'opération, parce que cet obstacle se présente fréquemment, et que, comme une attente de quelques jours seulement peut compromettre le succès de la tentative, on doit, comme l'a fait M. Stoltz, essayer de changer la position par des manipulations extérieures. Dans les cas où l'on n'aurait pu, par ce moyen, modifier la mauvaise présentation du fœtus, on n'en chercherait pas moins à faire naître la contraction utérine, sauf à pratiquer la version, dès que le col sera suffisamment dilatable.

Après avoir, du reste, constaté une présentation du sommet, on n'est pas encore à l'abri d'une position défavorable ; M. Cazeaux cite un cas dans lequel la tête se présenta en position occipito-pubienne, et cette circonstance ayant nécessité l'application du forceps et des tractions considérables, il amena un enfant mort.

Voyons maintenant quels sont les résultats de l'accouchement prématuré artificiel dans les cas de vice de conformation du bassin.

Sur les 125 observations que j'ai pu recueillir, et dont j'ai parlé plus haut, 104 sont relatives à des vices de conformation du bassin. Voici quels en ont été les résultats :

Nombre d'opérations.......	104
Femmes sauvées..........	90
Femmes mortes...........	3
Enfants vivants...........	64 dont 48 ont survécu.
Enfants morts............	25

Nous n'avons pas besoin de revenir ici sur la supériorité de ces résultats sur ceux des différentes opérations obstétricales.

Tumeurs du bassin.

Nous rapprocherons les tumeurs du bassin des vices de conformation ; car, s'il n'y a pas de vice de conformation à proprement parler, le résultat n'en est pas moins le même, c'est-à-dire rétrécissement du bassin.

Les tumeurs du bassin peuvent être molles ou dures, fixes ou mobiles ; il est donc difficile de fixer pour ces cas des indications précises ; mais nous pensons, avec M. Silbert, d'Aix, que, d'une manière générale, les tumeurs produisant le raccourcissement des diamètres dans le sens desquels elles existent, elles donneront lieu, si elles ne sont pas susceptibles d'être déplacées, ponctionnées ou extirpées, aux mêmes indications que le raccourcissement de ces diamètres.

M. Ashwel fut le premier qui pratiqua l'accouchement prématuré dans deux cas de ce genre. Nous allons rapporter ici une de ses observations.

OBSERVATION.

Il y a quelques années, dit M. Ashwel, je fus appelé pour voir une pauvre femme se trouvant au septième mois de la grossesse, et ayant beaucoup souffert d'une hémorrhagie accidentelle. Ses accouchements précédents, et surtout le dernier, avaient été difficiles et dangereux, à cause d'une tumeur charnue placée entre le rectum et le vagin. A l'examen, je trouve une tumeur lisse et solide du volume d'une grosse orange, occupant l'excavation du sacrum et remplissant le vagin. Je n'ai pu atteindre le col qu'avec peine, et j'ai fait plus d'efforts que je n'aurais dû faire pour pousser mon doigt plus avant, et m'assurer de la position de l'enfant. J'ai attendu plusieurs heures avec une grande inquiétude pour la malade; les douleurs et le sang ayant cessé au bout de ce temps, je me suis retiré avec une sorte d'embarras intérieur en méditant sur le meilleur parti à prendre pour délivrer cette malheureuse femme.

Dans les accouchements précédents, la tumeur avait pu être déplacée en haut; mais elle n'était alors ni aussi volumineuse ni aussi inébranlable qu'à présent. J'ai pourtant pensé qu'il fallait tenter ce même procédé, en cas que le travail marchât.

Le lendemain de ma visite, je n'en entends pas parler. Vingt-quatre heures après, cependant, m'étant rendu auprès de la femme, j'ai appris avec surprise que les douleurs étaient revenues après mon exploration forcée; que la poche des eaux s'était rompue promptement, et que la femme avait rendu un petit enfant mort de six mois et demi à sept mois. Les choses se sont bien passées (1).

Quoique ici l'accouchement ait été provoqué un peu tôt et accidentellement, cette observation n'en est pas moins concluante. Si l'opération eût été faite un mois plus tard, on pouvait sauver l'enfant en même temps que la mère.

États de maladie.

On peut encore pratiquer l'accouchement prématuré artificiel dans un certain nombre de cas où, quoique le bassin ait des dimen-

---

(1) *Gazette médicale*, 1837, p. 211.

sions normales, l'état de la mère inspire des craintes sérieuses sur
le résultat de la grossesse d'une part, et sur la vie de la mère d'autre
part. Mais ici les indications sont plus difficiles à établir qu'elles ne
le sont en général dans les cas d'angustie pelvienne.

En effet, comme le dit très-bien M. le Dr Silbert, dans son traité de
l'accouchement prématuré, dans les cas d'angustie pelvienne, il ne
s'agissait, pour ainsi dire, que d'une question de précision mathéma-
tique, et il s'agit ici au contraire d'appréciations délicates, demandant
le tact médical le plus exercé, et dépendant presque entièrement du
génie de l'accoucheur.

Avant d'entrer dans le détail des différents cas dans lesquels on
peut provoquer l'accouchement prématuré, j'emprunterai à M. P.
Dubois quelques propositions, que je crois, comme lui, incontesta-
bles.

1^u L'accouchement prématuré est d'autant mieux indiqué et entrepris avec d'autant plus de chances de succès, que les états morbides
contre lesquels il est mis en usage sont plus intimement liés à la
grossesse, et dépendent d'elle plus directement;

2° Le succès est d'autant plus probable que les circonstances fâ-
cheuses disparaissent plus ordinairement et plus sûrement par la
cessation de la grossesse, que cette cessation soit spontanée ou arti-
ficielle.

3° Il faut que les procédés opératoires soient simples, faciles, et
ne puissent ajouter de nouveaux dangers évidents à ceux qui existent déjà.

Parmi les maladies qui peuvent décider l'accoucheur à pratiquer
l'accouchement prématuré, nous allons passer en revue successivement :

1° Celles qui appartiennent à la grossesse ;

2° Celles qui sont aggravées par la grossesse ;

3° Celles qui, n'ayant pas de rapport avec la grossesse, font craindre que la femme n'arrive pas au terme de la gestation.

1° Maladies appartenant a la grossesse.

Exagération du volume de l'utérus.

Le développement normal et graduel de l'utérus, pendant la grossesse, amène bien chez les femmes quelques troubles fonctionnels, mais ces troubles ne sont généralement pas assez prononcés pour constituer une véritable maladie. Il n'en est pas de même quand l'utérus prend un développement anormal, par suite d'une trop grande quantité de liquide amniotique.

Ce développement anormal peut amener des accidents de diverse nature ; d'abord on conçoit combien la circulation doit être gênée par la compression ; puis le fond de l'utérus, refoulant peu à peu le diaphragme, commence par gêner et finit par empêcher complétement la respiration.

Il arrive quelquefois que, dans des cas de ce genre, l'accouchement prématuré a lieu spontanément, mais le plus souvent cet accouchement a lieu trop tard, soit quand le fœtus est mort depuis quelque temps, soit quand la mère est déjà arrivée à un degré d'épuisement considérable.

Duclos, de Toulouse, rapporte un cas d'accouchement prématuré qu'il a provoqué dans des circonstances semblables. Voici quelle est cette observation.

OBSERVATION.

Mme S......, âgée de 25 ans, est prise, vers le milieu du septième mois de sa cinquième grossesse, d'une toux sèche et fréquente qui interrompt son sommeil. A la suite d'un bain de propreté, la toux devint plus forte, et tout empira : fièvre, soif inextinguible, peau sèche, urines rares et briquetées, œdème des extrémités inférieures, visage décoloré, tels sont les symptômes qu'elle présentait. En moins de huit jours, le ventre devint dur, tendu, douloureux et très-volumineux. La dyspnée ne permettait pas à la malade de garder la position horizontale : le hoquet, les palpitations, étaient continuels, et la malade ne se faisait comprendre que par signes. C'est dans ce déplorable état que Duclos l'examina, et reconnut l'extension et l'élévation extrême de la matrice. Cet organe semblait occuper toute la cavité abdominale, la fluctuation d'un liquide renfermé dans sa cavité était partout manifeste. A la suite d'une consultation où la nécessité de l'accouchement fut unanimement reconnue, Duclos introduisit un doigt dans l'orifice, rompit les membranes et évacua de l'utérus, en quatre reprises, plus de 14 livres de liquide. Grâce à la précaution qu'il avait prise d'opérer graduellement une évacuation aussi considérable, l'utérus revint sur lui-même, et bientôt la respiration devint libre, les vomissements et les défaillances cessèrent; mais cinq heures après, la matrice, frappée d'inertie, ne faisait aucun effort. Duclos se décida à terminer l'accouchement ; il introduisit la main dans l'utérus, saisit la tête, l'attira dans l'excavation, et, au bout de très-peu de temps, un enfant du sexe féminin fut expulsé; il était très-petit, très-faible, mais vivant ; la mère se rétablit assez rapidement.

Les mêmes accidents pourraient se présenter sans que le volume de l'utérus soit anormal ; en effet, il peut y avoir dans le ventre, avant la grossesse, une tumeur d'un certain volume, qui, ajoutée au volume normal de l'utérus, formera une tumeur trop considérable pour être contenue dans la cavité abdominale sans amener desaccidents. Il en serait de même, si le bassin était assez étroit pour entraver le développement de l'utérus.

M. P. Dubois cite une femme morte asphyxiée à la Clinique, pendant son absence, dans des conditions identiques à celles que nous venons de rapporter (1).

---

(1) Leçons orales (*Gazette des hôpitaux*, 1848).

Hémorrhagie par insertion anormale du placenta.

L'indication la plus naturelle qui vienne ensuite est celle de l'hémorrhagie par insertion vicieuse du placenta.

L'utérus se développe pendant les six premiers mois de la grossesse, presque exclusivement par son fond, tandis que dans les trois derniers mois, au contraire, il se développe presque exclusivement par sa partie inférieure. Lorsque le placenta est inséré sur le segment inférieur de l'utérus, pendant les trois derniers mois de la grossesse, il ne peut suivre l'ampliation de ce segment, les vaisseaux se déchirent, et de là hémorrhagies plus ou moins abondantes. Souvent le tampon suffit pour arrêter l'hémorrhagie, mais le plus souvent aussi, le développement du segment inférieur de l'utérus continuant à se faire, l'hémorrhagie se reproduit.

On a conseillé dans ce cas de faire l'accouchement forcé, soit en introduisant la main à travers le placenta, ce qui est grave ; on produit alors de nouvelles déchirures, et l'hémorrhagie devient plus abondante; soit en décollant le placenta avec la main, soit en se servant, pour passer la main, du point où il est déjà décollé, ce qui a l'avantage de ne pas produire de nouvelles déchirures, mais l'inconvénient de ne pas laisser à l'accoucheur le choix de la main. M. Simpson, en Angleterre, proposa un moyen qui, suivant lui, offrirait beaucoup plus de chances de sucès, non pas pour l'enfant, mais pour la mère. Cet accoucheur avait remarqué que, dans un certain nombre de cas où l'accouchement s'était fait spontanément et où le placenta était sorti le premier, la mortalité avait été moins grande que lorsque le fœtus était venu avant le placenta; il proposa donc, dans les cas de ce genre, d'extraire le placenta avant le fœtus.

On peut se demander si, dans le cas où l'on emploierait l'accouchement prématuré, l'accouchement ne se ferait pas trop lentement d'une part, et si, d'autre part, la tête du fœtus étant obligée de passer à travers le placenta pour franchir l'orifice utérin, l'hémorrhagie ne deviendrait pas plus abondante.

Cependant M. Gendrin a parfaitement réussi dans deux cas, par la ponction des membranes à travers le placenta. Voici ce que dit M. Gendrin à propos d'une de ces femmes.

OBSERVATION.

Une femme de 20 ans, lymphatique, blonde, à chairs molles, fut prise, vers le commencement du sixième mois de sa grossesse, d'une perte de sang peu considérable, qui ne dura que quelques heures, et ne s'accompagna d'aucune douleur. Une saignée au bras et quelques jours de repos furent ordonnés par l'acoucheur. Cette perte de sang se renouvela trois fois, à des intervalles irréguliers, pendant le cours du septième mois, devenant de plus en plus abondante : chaque fois on revint à la saignée. Cette femme tomba dans une extrême faiblesse ; elle était arrivée au commencement du huitième mois, quand l'hémorrhagie reparut avec une grande abondance : c'est alors que nous fûmes appelé. Il n'y avait aucune douleur utérine, le col était faiblement entr'ouvert et fermé par un caillot. L'hémorrhagie était suspendue depuis deux heures. La femme était si faible qu'on ne pouvait l'asseoir sur son lit sans qu'il survînt une lipothymie. Le globe utérin avait son volume normal et l'enfant continuait à remuer. On avait appliqué et l'on maintenait de la glace sur l'abdomen. Nous reconnûmes l'implantation du placenta sur le col. Nous conseillâmes de déterminer l'accouchement immédiatement par l'évacuation des eaux, après avoir prévenu que si l'hémorrhagie se reproduisait, il était probable que la femme succomberait. Notre confrère conseillait le tamponnement : nous y consentîmes. Pendant qu'on préparait l'appareil du tamponnement, le sang reparut avec peu d'abondance à la vérité, mais en assez grande quantité pour inspirer de vives inquiétudes, dans l'état de faiblesse où était la femme. Nous portâmes immédiatement la main dans le vagin dans l'intention d'extraire immédiatement l'enfant, si l'état du col nous le permettait. Le col nous offrit une assez grande résistance, et nous revînmes immédiatement à l'idée d'évacuer les eaux, dans l'espérance que le travail de l'accouchement pourrait s'établir. Une algalie ordinaire de femme, conduite sur le doigt, fut implantée dans la partie du placenta qui correspondait au col ; elle pénétra facilement jusque dans la cavité de l'amnios ; les eaux s'échappèrent immédiatement. L'utérus revint sur lui-même avec lenteur. Nous favorisâmes ce retour en faisant des frictions sur le ventre et en y maintenant de la glace. L'hémorrhagie cessa immédiatement. Au bout de trois heures, le travail de l'accouchement commença, il augmenta lentement, et cette femme accoucha, au bout de quatre heures, d'un enfant vivant qui entraîna avec lui le placenta. L'accouchement fut immédiatement suivi du retour de l'utérus sur lui-même et d'une perte de sang peu considérable. Cette femme se rétablit avec une lenteur extrême et ne put quitter le lit qu'au bout de deux mois (1).

J'ajouterai ici une autre observation qui prouve que l'on peut obtenir des succès par d'autres procédés ; il s'agit ici de douches utérines.

OBSERVATION.

La femme T....., concierge, rue des Biches, à Tourcoing, âgée de 34 ans, constitution affaiblie, tempérament lymphatique, multipare, arrivée au milieu du septième mois d'une nouvelle grossesse, était épuisée par des hémorrhagies qui, depuis un mois, s'étaient souvent renouvelées. Elle offrait des symptômes de chloro-anémie ; elle avait déjà eu plusieurs syncopes, et sa faiblesse était arrivée au point de mettre sa vie en danger.

---

(1) Gendrin, *Médecine pratique*, t. II, p. 349.

Il était à penser que la cause des hémorrhagies était une implantation du placenta sur le col, ou, pour mieux dire, sur le segment inférieur de l'utérus. Au toucher, on ne pouvait produire le phénomène du ballottement. L'auscultation permettait de reconnaître le bruit de souffle et les battements du cœur de l'enfant.

En présence de l'état de cette femme, dit M. X. Bourgeois, de Tourcoing, vu les désirs exprimés par elle et quelques parents, après m'être éclairé de l'avis d'un confrère, je décidai de provoquer l'accouchement par les douches utérines.

Le col, long de 2 centimètres, était assez élevé, épais, mou, laissant entrer le doigt dans l'orifice externe; l'orifice interne était fermé.

La première douche fut administrée le 2 octobre 1853, à trois heures de l'après-midi.

Du 2 au 4, 3 douches.

Le 4. Dilatation de 3 centimètres ; col abaissé ; douleurs franches, qui reviennent de temps à autre.

Enfin, le 5, le travail est régulièrement établi ; le placenta sortit le premier, et, le soir, la femme accoucha d'un enfant petit et mort. Le placenta était sorti sept heures avant le fœtus. Aucun écoulement de sang n'avait eu lieu.

Les suites de couches furent excellentes, et la femme bien heureuse d'être délivrée d'une grossesse qui lui causait les plus vives nquiétudes (1).

Éclampsie.

C'est une question bien difficile à résoudre que celle de savoir s'il faut provoquer l'accouchement prématuré dans les cas d'éclampsie.

---

(1) *Gazette des hôpitaux,* 1855, p. 503.

Il est vrai que, dans un certain nombre de cas, on a vu l'accouchement mettre fin aux attaques d'éclampsie ; mais il n'en est pas moins vrai que souvent elle se prolonge même après l'accouchement.

D'un autre côté, dans l'éclampsie, il est utile d'agir vite, et, à ce point de vue, l'accouchement prématuré ne nous offre pas toutes les garanties voulues, attendu qu'il faudra quelquefois trois, quatre ou cinq jours, et quelquefois plus, pour terminer l'accouchement, et qu'il ne faut souvent pas la moitié de ce temps à la maladie pour enlever la femme.

Nous croyons qu'il ne faut pas attribuer à l'accouchement prématuré plus de valeur qu'il n'en a dans des cas de ce genre, et que s'il peut quelquefois être bon d'y avoir recours, ce ne sera qu'après avoir épuisé toutes les ressources thérapeutiques , et notamment le chloroforme, qui paraît, dans ces derniers temps, avoir obtenu quelques succès. Alors, si l'on échoue, peut-être l'accouchement prématuré pourra-t-il être considéré comme une dernière ressource, quoiqu'il soit probable que, le plus souvent, la femme sera morte ou guérie avant la fin de l'opération. Dans le cas où on l'emploierait, je pense qu'il sera bon de ponctionner les membranes aussitôt que le col sera un peu dilaté, quel que soit le procédé qu'on ait choisi d'abord, afin de hâter la terminaison du travail.

Malgré notre peu de tendance à conseiller l'accouchement prématuré pour combattre l'éclampsie, nous ne pouvons cependant nier que les résultats obtenus jusqu'à ce jour soient assez encourageants. M. Silbert, d'Aix, a pu rassembler, dans son ouvrage, 9 cas, sur lesquels il n'y a eu qu'une femme morte et deux enfants vivants. Parmi les observations que j'ai pu recueillir, quatre ont rapport à l'éclampsie ; il n'y a pas eu de femmes mortes, et pas d'enfants vivants.

Voici une de ces observations.

OBSERVATION.

Mme S....., âgée de 30 ans, était parvenue au septième mois d'une seconde grossesse. Depuis dix à douze jours, sans aucun autre malaise qui pût expliquer cette circonstance, elle avait cessé de sentir les mouvements de son enfant. En cet état, dans la nuit du 25 au 26 décembre 1849, elle fut subitement prise d'une violente attaque d'éclampsie. Les convulsions, d'abord limitées aux muscles des yeux et de la bouche, s'étendirent bientôt aux bras et aux jambes; vomissements, respiration irrégulière, bruyante, s'exécutant par secousses continuelles, se suspendant même de temps en temps; pouls irrégulier, fonctions sensoriales complétement abolies. Au bout de quelques minutes, ces symptômes furent remplacés par un état soporeux. — Calomel, sinapisme aux jambes et sur le rachis; antispasmodiques. Plus tard, saignée du bras, affusions froides sur la tête; lavements de valériane, d'asafœtida, de quinine.

D'autre part, l'application de la main refroidie sur l'abdomen ne fit percevoir aucun mouvement fœtal. L'auscultation ne laissa non plus reconnaître ni le bruit placentaire ni le bruit du cœur de l'enfant. Le col, quoique souple, n'admettait pas l'introduction du doigt dans sa cavité, et il n'existait aucun signe d'un commencement de travail.

Les symptômes devenant de plus en plus graves, et l'assoupissement étant de plus en plus profond entre les accès, avec face injectée, respiration stertoreuse, membres en résolution complète. L'auteur, d'accord avec M. Berchem, se décida à provoquer l'accouchement. Comme il importait surtout d'obtenir un prompt résultat, on employa la sonde à dard. Quelques cuillerées de liquide amniotique sortirent; dès lors les accès convulsifs cessèrent entièrement. L'état comateux persistait encore; mais la dilatation du col s'opéra progressivement, et le lendemain matin, l'ouverture de l'orifice ayant acquis la largeur d'une pièce de 5 francs, on reconnut une présentation du siége, et l'on fit l'extraction de l'enfant par les pieds.

L'opération avait été faite et terminée à l'insu de la malade.

L'état soporeux persista encore quelques jours, mais se dissipa enfin, laissant à sa suite une amblyopie qui finit elle-même par disparaître (1).

Vomissements opiniâtres.

Dans l'état physiologique, les fonctions digestives sont généralement troublées pendant la grossesse, et principalement pendant les premiers mois. Les femmes éprouvent une diminution d'appétit, et souvent un désir violent de certains aliments très-sapides. Viennent ensuite les nausées, puis les vomissements ; ces vomissements ont ordinairement lieu surtout le matin et après le repas principal. Les vomissements du matin sont ordinairement composés de matières blanchâtres, filantes, visqueuses, ressemblant assez bien à du blanc d'œuf, quand ils ne sont pas très-abondants ; quand ils se renouvellent trop souvent, on y voit alors de la bile, et quelquefois même un peu de sang. Les vomissements qui surviennent après le repas contiennent ces mêmes matières filantes mélangées le plus souvent d'une portion, et quelquefois de la totalité des aliments ingérés.

Tant que les vomissements restent contenus dans les limites que nous venons d'indiquer, ils ne sont qu'une incommodité, une chose désagréable et fatigante pour les femmes enceintes ; mais ils sont loin de constituer un état grave. Mais il est malheureusement des cas où ces vomissements prennent des proportions telles qu'ils deviennent non-seulement un état pathologique, mais encore un état pathologique extrêmement grave, et qui met la vie des femmes en danger.

---

(1) *Gazette médicale*, 1852, p. 240.

Malheureusement rien ne peut faire reconnaître la gravité de l'affection dès le début. Les vomissements ont lieu d'abord comme d'habitude, principalement le matin et après le repas, puis ils vont en se rapprochant de plus en plus, et finissent par devenir presque incessants. Les malades sont prises de dégoût pour les aliments, et la seule pensée de manger leur ramène les nausées et les vomissements. Arrive alors un affaiblissement plus ou moins rapide, la pâleur, l'insomnie. Cependant il n'y a encore que très-peu de fièvre.

Dans la seconde période, qui n'est séparée de la première par aucun caractère bien tranché, les vomissements deviennent continuels; l'estomac ne peut conserver ni aliments solides ni liquides; la langue est sale, l'haleine fétide, il y a des douleurs à la tête et à l'épigastre. les urines deviennent rares et chargées; il y a le plus souvent de la diarrhée, quelquefois une constipation opiniâtre; le pouls devient irrégulier et petit. La malade, anéantie, ne peut plus quitter le lit.

Enfin dans la troisième période, qui est la plus courte, surviennent les accidents cérébraux, troubles de la vue, délire, etc., les syncopes sous l'influence de la moindre cause; enfin le pouls s'affaiblit de plus en plus, tout en étant extrêmement fréquent, et la malade épuisée finit par succomber. En un mot, on peut dire qu'elle meurt de faim.

Il est bon de noter ici, à cause du sujet qui nous occupe, que lorsque l'accouchement a eu lieu spontanément avant que les accidents soient arrivés à un degré trop considérable, ils ont immédiatement cessé après la cessation de la grossesse.

Nous ne passerons pas ici en revue tous les moyens thérapeutiques, je ne dirai pas qu'on peut employer, mais bien qu'on peut essayer contre une affection telle que celle qui nous occupe; nous dirons seulement que le médecin doit épuiser tout l'arsenal des médicaments qu'il a à sa disposition, pour combattre les accidents; mais, comme dans la plupart des cas, il n'arrivera pas, par ces moyens, au but qu'il se propose, après s'en être pris aux accidents, c'est-à-dire aux symptômes, il devra s'en prendre à la cause, c'est-à-dire à la grossesse elle-même. Je crois que, dans des cas de cette nature, le médecin ne doit pas hésiter à agir. Il est bien entendu cependant qu'il ne devra prendre une décision aussi grave qu'au grand jour, et après avoir pris l'avis d'un ou plusieurs confrères.

Du reste, l'expérience est là pour prouver tous les avantages que l'on peut tirer d'une pareille détermination. Fodéré rapporte le fait d'une femme très-délicate, qui, par suite de vomissements opiniâtres, était exposée infailliblement à périr. Après avoir employé tous les moyens pour la soulager, M. Simmons se décida enfin à provoquer un travail prématuré au septième mois de la grossesse : le 24 mars 1813, vers huit heures du soir, il rompit les membranes; le lendemain, à six heures du soir, la femme commença à être en travail, et le même soir à dix heures, elle accoucha d'un enfant vivant, qui vécut. Du moment de sa délivrance, tous les symptômes qui l'avaient fatiguée durant sa grossesse diminuèrent graduellement (1).

2° MALADIES AGGRAVÉES PAR LA GROSSESSE.

Il est certaines maladies aiguës ou chroniques qui se trouvent aggravées par l'état de grossesse, et qui peuvent fournir des indications à l'accouchement prématuré artificiel.

Quelques auteurs veulent que l'on ne pratique l'accouchement prématuré que dans les maladies chroniques, disant que, dans les maladies aiguës, lorsque l'accouchement a lieu spontanément, l'état de la mère est toujours aggravé, parce qu'à une maladie déjà grave, vient s'ajouter l'état puerpéral, qui laisse à la femme bien peu de chances de se rétablir.

---

(1) Article *Police médicale du Dictionnaire des sciences médicales*, t. LXIV, p. 77.

Nous croyons qu'il est bien difficile d'assigner les cas où il faut avoir recours à l'accouchement prématuré, et cependant il est incontestable qu'il y a des cas où il a rendu de grands services, même dans des maladies aiguës.

Nous pensons donc que M. le Dr Silbert a raison lorsqu'il dit :

« Pour cette catégorie de faits, c'est le cas de répéter plus que jamais que tout dépend du tact et de la prudence de l'accoucheur, et que, l'indication d'agir variant suivant chaque cas particulier, il doit être plutôt influencé par la position grave à laquelle il a à remédier, par l'ensemble des symptômes en un mot, que par le nom que porte la maladie dans les cadres nosologiques. »

Il est évident, par exemple, qu'il est des cas où la mort de la mère est à peu près certaine, et dans lesquels on doit provoquer l'accouchement prématuré, ne fût-ce que pour ne pas attendre la mort de la femme pour pratiquer l'opération césarienne, ce qui, je crois, offre bien peu de chances de succès. On a vu, du reste, de ces femmes dans un état désespéré, se rétablir après qu'on eut débarrassé l'utérus du produit de conception.

Nous ne croyons donc pouvoir mieux faire, pour les cas qui nous occupent, que de citer quelques observations qui indiqueront mieux que tout ce que nous pourrions dire, certains cas dans lesquels on peut provoquer l'accouchement avec avantage.

OBSERVATION Ire.

Une femme accouchée quatre fois déjà d'enfants morts, lesquels avaient péri chaque fois, peu de temps avant la fin de la gestation, s'adressa, pendant sa cinquième grossesse, au professeur Hayn, pour qu'il parvienne, s'il était possible, à lui faire avoir cette fois un enfant vivant. Celui-ci ne trouva rien de particulier, si ce n'est une disposition aux hémorrhoïdes. Il résolut de provoquer l'accouchement avant terme, et introduisit, à cet effet, vers la fin de la trente-septième semaine, entre les lèvres de l'orifice utérin, un morceau d'éponge préparée. Au bout de vingt-quatre heures, il retira cette éponge ; rien n'annonçait le commencement du travail, la dilatation de l'orifice avait très-peu augmenté. Alors il eut recours à l'instrument de Busch, pour dilater cet orifice , et fit pénétrer un cylindre d'éponge préparée long d'environ 3 pouces sur 1 pouce d'épaisseur. Au bout d'une heure, les contractions s'établirent, mais elles ne durèrent qu'une heure. L'opérateur ayant trouvé au bout de douze heures l'éponge dans le vagin, malgré la précaution qu'il avait prise de la soutenir par une autre éponge introduite dans ce canal, recommença l'opération qui fut suivie des mêmes effets que la précédente. Une troisième tentative détermina encore des contractions qui diminuèrent de nouveau au bout de douze heures. Cependant tous ces efforts faisaient peu à peu avancer le travail ; l'accouchement se termina enfin heureusement ; l'enfant, vivant et plein de santé, avait presque atteint son entier développement (1).

OBSERVATION II.

Le 4 janvier 1837, le Dr Pellegrini fut appelé en toute hâte auprès d'une femme en couches, afin de donner son avis sur la situation grave dans laquelle elle était placée. Lorsqu'il arriva chez elle, vers trois heures du matin, on lui dit qu'il venait trop tard, et que cette pauvre femme était sur le point d'expirer ; néanmoins il entra dans la chambre de la malade, où il trouva deux médecins , les Drs Canoti et Dolci, et il apprit d'eux les renseignements suivants : c'était une femme de 20 ans, d'une bonne constitution, d'un tempérament sanguin et disposée à l'apoplexie ; mariée depuis un an, elle était parvenue au septième mois de sa grossesse, qui avait d'abord suivi son cours régulier ; mais un mois auparavant, elle avait commencé à ressentir des douleurs de tête. Une saignée et quelques purgatifs

____

(1) *Archives générales de médecine,* t. V, p. 241 ; 1839.

la soulagèrent. Depuis quinze jours, ces douleurs étaient tellement exaspérées, qu'elles avaient fini par la priver de sa connaissance, et par la plonger dans l'assoupissement. Les moyens débilitants les plus énergiques (larges saignée du bras, purgatifs drastiques, glace sur la tête, etc.) n'avaient amené aucun résultat, et, depuis un jour et demi, son état s'aggravait d'instant en instant.

Le Dr Pellegrini s'approcha alors de la malade ; elle était dans un état de léthargie dont rien ne pouvait la tirer, les pupilles contractées, immobiles ; elle était sans sentiment et insensible à tous les agents extérieurs ; la respiration était haute, lente et stertoreuse ; de temps en temps elle était prise de mouvements convulsifs qui duraient environ une minute, après quoi elle retombait de nouveau dans le coma ; le pouls était dur, lent et intermittent ; l'utérus s'élevait à deux travers de doigt au-dessus de l'ombilic, le col utérin était souple et mou ; on pouvait très-facilement déterminer les mouvements du fœtus ; l'intestin obéissait encore à l'action des purgatifs, et les urines coulaient librement. Les médecins présents furent unanimes pour reconnaître qu'il existait une congestion cérébrale très-grave, peut-être avec épanchement, et que, si on ne se hâtait d'y porter remède, la mort terminerait promptement. Il était impossible de recourir aux émissions sanguines ; la malade avait perdu, en quarante-huit heures, 7 livres de sang ; d'un autre côté, on avait employé sans succès les moyens les plus actifs. Dans cette circonstance, et guidé par cette idée que l'état de réplétion de l'utérus était peut-être la cause de cet état apoplectiforme, le Dr Pellegrini résolut de vider immédiatement la cavité utérine. Les conditions étaient heureuses pour cette opération : la grossesse était au delà du septième mois, le fœtus était vivant, le col utérin ouvert de manière qu'on put y introduire le doigt. La malade fut mise dans un bain chaud ; une demi-heure après, l'auteur introduisit successivement un, deux, trois doigts dans le col utérin, et réussit, au bout de quelque temps, à y passer la main entière ; mais il ne jugea pas à propos d'aller à la recherche des pieds, et, après avoir laissé quelque temps sa main dans la cavité utérine, il la retira peu à peu, et la tête s'engagea dans l'excavation. Il espérait qu'il suffirait de faire quelques frictions sur le globe utérin pour terminer l'accouchement ; mais l'utérus était contracté sur le fœtus, et la tête restait immobile dans l'excavation. Il n'y avait pas à hésiter : la malade fut retirée du bain, placée sur un lit, et l'accouchement fut terminé avec le forceps. L'enfant était vivant, mais il ne vécut qu'un quart d'heure.

Une demi-heure après l'opération, l'état de la malade offrait des changements notables. Dans la journée, elle reprit connaissance, au point qu'elle put recevoir les secours de la religion. Un mois après, elle put quitter le lit, et elle reprit bientôt ses occupations (1).

OBSERVATION III.

Une femme de 40 ans, d'un tempérament sanguin et d'une constitution apoplectique, déjà mère de neuf enfants, était parvenue au cinquième mois de sa grossesse, lorsqu'elle commença à se plaindre de douleurs de tête et de vertiges d'une nature suspecte. Trois saignées, des sangsues aux tempes et la diète, réussirent à calmer, sinon à faire disparaître cet état. Le 4 avril 1841, le D\u2009Pellegrini fut appelé près d'elle, et la trouva frappée d'hémiplégie du côté gauche ; elle pouvait encore parler, mais d'une manière confuse ; la déglutition était gênée, elle remuait difficilement sa jambe gauche, cependant la sensibilité y était conservée ; le bras gauche était complétement paralysé du sentiment et du mouvement ; les veines jugulaires étaient gonflées, la face turgescente, la bouche déviée à droite, le pouls lent, plein et onduleux, les facultés intellectuelles médiocrement saines (cette femme était parvenue au septième mois de sa grossesse, et l'utérus ne présentait rien d'anormal). Il ne pouvait y avoir de doute sur la nature de la maladie ; c'était une apoplexie

____

(1) *Archives générales de médecine*, t. VII, p. 95.

sanguine, active. L'indication de la maladie était claire, il fallait dé-
gorger le système sanguin (large saignée du bras, sangsues en grand
nombre et glace sur la tête, purgatifs drastiques, etc.). Au bout de
cinq jours de ce traitement, cette malade n'avait encore rien gagné.
On pratiqua la saignée de la jugulaire, mais à mesure qu'on employait un traitement plus actif, elle allait de plus en plus mal; le
gonflement de la face et du cou la rendait difforme ; la respiration
était haute et stertoreuse, la déglutition et la parole très-gênées;
déjà elle commençait à être plongée dans l'assoupissement. Dans
ces circonstances, le Dr Pellegrini fit connaître à la famille le danger
immense dans lequel cette femme se trouvait, et pensant que l'utérus était la cause mécanico-dynamique de l'apoplexie, il proposa
l'accouchement prématuré. Le col utérin pouvait admettre le doigt:
il était mou, et d'ailleurs les accouchements précédents rendaient
l'opération assez facile. Agissant comme dans le cas précédent, il
réussit à pénétrer dans l'utérus au bout de dix minutes; ensuite il
ouvrit les membranes, alla à la recherche des pieds, et réussit ainsi
à extraire un enfant (cet enfant ne vécut que huit jours). Le décollement du placenta fut suivi d'un abondant écoulement de sang, à
la suite duquel l'utérus revint sur lui-même. La malade fut remise
dans son lit, et on continua la glace sur la tête. Le lendemain, son
état était déjà beaucoup plus satisfaisant, elle remuait un peu son
membre inférieur gauche. Le septième jour, il survint de la fièvre,
qui dura jusqu'au vingtième jour ; le trente-cinquième jour, la malade se levait, et elle n'avait plus qu'un peu d'engourdissement qui
disparut peu à peu. Le rétablissement fut complet (1).

OBSERVATION IV.

Constance Goyet, âgée de 27 ans, de bonne constitution, entra à
la Charité (de Lyon), enceinte de sept mois. Huit jours après, elle se

---

(1) *Archives générales de médecine,* t. VII, p. 97.

plaignit de dyspnée, surtout dans la région du cœur, et d'un œdème douloureux à la jambe gauche.

En peu de temps l'œdème gagna les deux jambes, les cuisses et l'abdomen, ainsi que la face et les membres supérieurs. Matité du côté du poumon gauche. Les diurétiques, la manne, des mouchetures, n'apportent aucune amélioration.

Le 7 janvier 1849, on constate que les deux cavités pleurales et le péricarde sont envahis par l'épanchement. La malade ne peut respirer qu'assise, et même avec une difficulté extrême. — Deux larges vésicatoires sur la poitrine.

Le 9, un mois avant l'époque où, au dire de la malade, elle devait accoucher, un érysipèle menace de s'établir à la face. La suffocation est imminente. Malgré les difficultés du toucher, on constate une présentation du vertex, à travers les parois utérines. Le col est un peu effacé.

Le même jour, à trois heures du soir, M. Bouchacourt, après avoir reconnu les dimensions normales du bassin, fait pénétrer dans le col à une profondeur de 2 à 3 centimètres, un morceau d'éponge préparée qui est laissé en place.

A neuf heures du soir, quelques douleurs de reins se déclarent.

Le 10, à sept heures du matin, les éponges sont expulsées, et trois quarts d'heure après environ, l'accouchement était terminé. La délivrance se fit presque immédiatement.

L'enfant, garçon bien portant, avait 46 centimètres et demi de longueur, pesait 1900 grammes. Le diamètre occipito-mentonnier offrait 11 centimètres et demi; le bipariétal en offrait 8.

Cet enfant, allaité au biberon, mourut au bout de 13 jours.

L'acccouchée passa, dès le lendemain, une nuit bien meilleure que depuis longtemps. Tout alla de mieux en mieux. Le 21, l'anasarque et les divers épanchements avaient presque complétement disparu. Six semaines après, les règles reparurent, et depuis lors cette femme s'est toujours bien portée (1).

-----

(1) *Gazette médicale,* 1850, p. 403.

OBSERVATION V.

Catherine B......, âgée de 34 ans, paysanne petite, faible, régulièrement menstruée depuis l'âge de 15 ans et accouchée heureusement quatre fois, était affectée depuis six mois d'une toux fatigante avec expectoration purulente.

Au commencement de février 1849, il se déclara un gonflement œdémateux des pieds, qui s'étendit peu à peu aux cuisses, aux parties génitales, au ventre jusqu'aux seins. Depuis huit jours, la malade ne peut ni marcher, ni se coucher. Toux fréquente, très-pénible; orthoppée; au toucher, qui était très-pénible, à cause de la tuméfaction énorme des lèvres, on trouve le col de l'utérus dur, d'un pouce de long, l'orifice de l'utérus presque complétement fermé avec une cicatrice à gauche.

Depuis cinq jours, la mère ne sentait plus les mouvements de l'enfant, et demandait avec instance d'être délivrée; à quoi M. Staenglmayr se décida d'autant plus volontiers que la difficulté de respirer augmentait d'heure en heure. Pour arrêter les progrès de l'hydropisie, on fit quelques incisions aux jambes, aux lèvres et au bas-ventre, dont il s'écoula beaucoup d'eau.

L'accouchement prématuré fut entrepris le 1ᵉʳ mai, à la trente-deuxième semaine de la cinquième grossesse, au moyen d'injections d'eau chaude (33°-34° R.) faites pendant un quart d'heure avec une seringue utérine ordinaire, et répétées trois fois par jour.

Le 2, soulagement notable, à la suite de l'écoulement abondant de l'eau par les plaies des incisions et d'une déchirure spontanée dans l'aine droite; col de l'utérus presque complétement effacé; orifice encore fermé.

Le 3, la malade, craignant l'augmentation de l'hydropisie, ne fit pas d'injections.

Le 5, on appelle de nouveau M. Staenglmayr. L'œdème avait tellement diminué qu'on sentait l'utérus à travers les parois du ventre.

— 52 —

Au toucher, on trouva l'orifice utérin ouvert, très-élevé, les bords
mous ou tuméfiés, et, à travers les membranes peu tendues, on sentait ballotter la tête de l'enfant. On recommença les injections.

Le 6, nouvelle diminution de l'œdème ; orifice utérin encore plus
largemént ouvert, ayant l'étendue d'une pièce de 6 livres ; segment
inférieur de l'utérus mince et mou. Les maux, jusq'alors à peine
perceptibles deviennent bientôt très-forts par l'emploi du seigle
ergoté (75 centigrammes) donnés de demi-heure en demi-heure.
L'auteur rompit les membranes qui étaient très-épaisses, il s'écoula
peu d'eau. Les maux continuèrent et une demi-heure après, la mère
mit au monde un enfant petit, mais bien développé, qui commença
aussitôt à jeter de forts cris. L'arrière-faix fut retiré un quart-d'heure
après (1).

OBSERVATION VI.

Madame D..., 32 ans, constitution faible, éprouve depuis deux
ans, des palpitations de cœur très-violentes.

Le 10 mai 1853, la menstruation se fit pour la dernière fois.

A la fin du mois d'août, l'estomac supporte assez bien les potages,
mais rejette une partie des autres aliments. Les battements de cœur
ont considérablement augmenté, et produisent plus fréquemment
des syncopes assez longues. L'auscultation donne des signes évidents d'hypertrophie du cœur. Il n'y a ni œdème, ni diarrhée.

Au mois de septembre, l'oppression augmenta encore, la toux surtout était incessante (saignée de 200 grammes). Il était évident qu'à
mesure que l'utérus augmentait de volume, les symptômes deve-
naient de plus en plus menaçants.

Le 3 décembre, Madame D..., enceinte de six mois et demi, fut
prise d'une céphalalgie très-violente ; pendant trois jours, elle ne put

---

(1) *Gazette médicale,* 1851, p. 713

goûter un instant de repos. Des vomissements opiniâtres en furent la conséquence; il survint de la diarrhée et des syncopes; la malade n'avait plus la force de se lever.

Le 1ᵉʳ janvier, à 7 mois de grossesse, la malade était beaucoup plus oppressée, les yeux presque éteints, 130 pulsations, céphalalgie frontale très-vive, léger délire entrecoupé de ces mots : J'étouffe, je vais mourir.

En face de pareils accidents, M. Dubreuil se décida à pratiquer l'accouchement prématuré et il y procéda, à l'aide de l'éponge préparée; le travail marchant lentement, et l'état de la malade étant toujours le même, il pratiqua la ponction des membranes; une heure après, la malade est soulagée. Le col étant dilaté et l'utérus n'ayant plus d'action, M. Dubreuil pratiqua la version, et amena un enfant vivant, du sexe masculin.

Madame D..., alla un peu mieux les jours suivants, mais le mieux fut peu sensible jusqu'au 10. Depuis ce jour, tous les accidents se sont successivement dissipés, et la malade est assez bien portante; seulement, les battements du cœur et l'oppression existent toujours (1).

OBSERVATION VII.

Une femme de trente-sept ans fut apportée à l'hôpital Saint-Antoine le 16 octobre 1856, avec des accidents d'apoplexie pulmonaire. Enceinte de huit mois, elle avait été prise, vingt-quatre heures auparavant, au milieu d'une santé parfaite, d'une oppression très-forte et d'une toux fatigante, suivie de quelques crachats sanglants (saignée de 350 grammes; deux heures après, 30 ventouses sèches, dont 15 vésicantes, appliquées sur les parois thoraciques, et julep avec 0,75 de sulfate de cuivre).

La saignée avait amené un soulagement très-marqué immédia-

____

(1) *Union médicale,* 1854, p. 90.

tement ; mais les râles persistaient encore le lendemain dans la poitrine, et les crachats étaient encore teints de sang. On espérait que la grossesse pourrait suivre régulièrement sa marche jusqu'au terme naturel, lorsque, le 22 octobre, elle fut prise pour la seconde fois, d'oppression et de crachements de sang. Une saignée de 350 grammes fut sans résultat, et le lendemain la malade était assise sur son lit, les jambes pendantes et œdématiées, la face amaigrie et jaunâtre, les pommettes plaquées de rouge, les pupilles très-dilatées, le pouls faible (120 pulsations), la respiration haute et pénible (48 inspirations par minutes) ; expectoration sanglante, spumeuse, abondante : les mouvemets du fœtus ne sont plus perçus depuis vingt-quatre heures.

Tout en combattant ces graves accidents par un vésicatoire volant sur le dos et par un julep avec l'acide gallique, M. Aran jugea prudent de ne pas abandonner la grossesse à elle-même. Il introduisit en conséquence la sonde utérine dans la cavité de la matrice, pour décoller les membranes. Mais cette opération fut sans résultat. Le soir arriva sans qu'aucune douleur se fût manifestée. Il pratiqua alors des injections d'eau tiède dans la cavité utérine. Ces injections furent faites pendant dix minutes. Deux heures après, le travail commençait, et, au bout de trois heures, il se termina par l'expulsion d'un enfant vivant.

Le lendemain , 24, l'expectoration était déjà moins abondante, les crachats toujours sanglants, mais plus consistants, le pouls toujours fréquent , mais la respiration bien moins précipitée, (vingt-quatre inspirations par minute) et les râles moins abondants. La malade est sortie quelques jours après de l'hôpital en très-bon état (1).

OBSERVATION VIII

La femme M...., dit M. Hamon, me fit appeler auprès d'elle vers la fin de janvier de cette année ; elle gardait le lit depuis une quin-

---

(1) *Gazette des hôpitaux*, p. 229.

zaine de jours, pour une affection que je reconnus bientôt pour une fièvre typhoïde à forme thoracique ; elle était en outre enceinte d'environ sept mois ; elle dit avoir eu trois grossesses heureuses. Durant le cours de cette dernière, elle a joui d'une assez 'mauvaise santé. Je trouvai alors son état peu alarmant, je prescrivis un traitement approprié et je ne songeai plus à cette femme.

Le 13 mars, appelé de nouveau pour lui donner des soins, je trouvai la scène bien changée d'aspect. Il s'était développé une hydropéritonie notable, et un épanchement pleural tel, que je n'en ai jamais vu aucun aussi abondant. La plèvre gauche était envahie dans sa totalité ; aussi l'oppression était-elle extrême. Je jugeai un tel état désespéré ; je fis cependant apppliquer sur le thorax un vésicatoire monstre, ne voulant tenter rien autre chose ce jour-là, vu l'état critique de la malade.

Le lendemain, 14 mars, je trouvai l'oppression un peu diminuée, la toux moindre, amélioration générale marquée. Encouragé par cet amendement presque inattendu, je songeai à recourir à l'accouchement provoqué, qui seul pouvait sauver les jours de cette pauvre femme. A vrai dire, elle était tellement épuisée par la misère et la maladie, réduite à un tel état d'émaciation, que je n'osais plus guère espérer pour elle ; mais son enfant devait être viable. Laisser aller les choses en comptant sur les seuls efforts de la nature, c'était la vouer à une mort presque certaine. Il n'y avait donc pas à hésiter. Je proposai l'accouchement prématuré artificiel, pratiqué au moyen des douches vagino-utérines. Cette ressource suprême fut acceptée avec bonheur par la famille désolée, et, le lendemain soir, on administrait la première injection. En même temps, continuant la médication qui avait produit un si bon effet, je couvrais le thorax de vésicatoires.

Enfin le 18 mars, après la sixième douche, le travail s'établit régulièrement et se termina, après cinq heures, par la naissance d'un enfant vivant. Malheureusement cet enfant, qui semblait en effet arrivé au terme de 7 à 8 mois, était hydrocéphale ; aussi n'a-t-il vécu que quarante-huit heures.

Pour ce qui est de la mère, elle guérit bien de son hydropleurie ; mais l'organisme, ruiné, était hors d'état de résister à d'aussi rudes épreuves. Elle succomba le 6 avril, dix-neuf jours après son accouchement (1).

3° MALADIES QUI FONT CRAINDRE QUE LA FEMME N'ARRIVE PAS AU TERME DE LA GROSSESSE.

Il y a des affections, soit antérieures à la grossesse, soit survenues pendant la grossesse, complétement indépendantes de l'état de gestation, et qui font craindre ou que la femme, n'atteignant pas le terme de la grossesse, l'enfant ne périsse avec elle ; ou que si l'on emploie certains moyens pour sauver la mère, ces moyens ne puissent être préjudiciables à l'enfant, ou ne puissent être supportés par la mère pendant la grossesse.

Nous dirons ici ce que nous avons dit pour les maladies aggravées par la grossesse, c'est-à-dire que les faits seuls peuvent parler en faveur de cette pratique, et qu'il est impossible d'en tracer d'avance les indications.

Nous rapporterons donc ici le seul fait que nous ayons trouvé dans cette catégorie.

OBSERVATION.

Une femme, enceinte de sept mois environ, a été reçue, en juin 1855, dans le service de M. Key. Elle était atteinte d'un ostéosarcome au genou, s'étendant jusqu'à la moitié inférieure du fémur. Le mal faisait des progrès rapides, et la femme aurait certainement succombé, s'il avait fallu attendre trois mois pour l'opérer après ses

---

(1) *Gazette hebdomadaire*, p. 326.

couches. M. Ashwell a proposé l'accouchement prématuré pour mettre bientôt la femme en état d'être amputée. Il a essayé de le provoquer avec le doigt, en décollant les membranes de l'œuf, mais ce fut sans résultat. Il a alors ponctionné la poche ovarienne à l'aide d'une sonde armée d'un dard : les eaux ayant été évacuées, on a administré le seigle ergoté.

La ponction a été pratiquée à neuf heures et demie du matin. A une heure après midi du lendemain, les douleurs se sont déclarées ; à quatre heures et demie du surlendemain, l'accouchement a eu lieu. Ainsi, dix-sept heures et demie se sont écoulées entre la ponction et le commencement du travail ; cinquante heures entre la ponction et l'accouchement. Les suites de couches ont été heureuses. Le 30 juin, c'est-à-dire neuf jours après l'accouchement, M. Key a pratiqué l'amputation de la cuisse. Le moignon et l'état de la femme étaient dans l'état le plus satisfaisant jusqu'au 1er juillet, lorsqu'elle a été prise tout à coup d'une affection adynamique qui s'est terminée par la mort (1).

Grossesses tardives.

On a proposé aussi de provoquer l'accouchement dans les cas de grossesses tardives.

Les partisans de cette idée disent que si l'on ne provoque pas l'accouchement et qu'on laisse marcher la grossesse, la tête du fœtus prendra un volume trop considérable relativement au bassin.

Disons d'abord qu'il faudrait que la tête prît un volume bien considérable, pour que l'accouchement ne pût se faire dans un bassin bien conformé ; car, puisque l'accouchement à terme peut se faire avec un bassin dont le diamètre antéro-postérieur a au moins 8 centimètres et demi, l'accouchement dans la grossesse tardive se

----

(1) *Gazette médicale,* 1837, p. 214.

fera encore si le diamètre bipariétal de la tête du fœtus a 2 centimètres et demi de plus qu'à l'état normal, puisque l'étendue du diamètre sacro-pubien est de 11 centimètres. Or, pour que le diamètre bipariétal ait 2 centimètres et demi de plus, cela suppose un développement assez considérable. Nous dirons, en outre, qu'il nous paraît bien difficile de pouvoir affirmer que l'on a affaire à une grossesse tardive, à moins de circonstances exceptionnelles; car généralement, on ne connaît le terme de la grossesse que d'une manière approximative.

Sans désapprouver d'une manière absolue la provocation de l'accouchement dans des cas de ce genre, nous n'en croyons pas moins que généralement le plus sage est de s'abstenir et de laisser agir la nature.

Mort du fœtus.

On a conseillé de provoquer l'accouchement quand le fœtus est mort dans l'utérus, et que le travail ne se déclare pas. On pensait qu'alors le fœtus pouvait se putréfier, et qu'il pouvait en résulter de graves accidents pour la mère; mais on sait aujourd'hui que la putréfaction ne peut avoir lieu sans la réunion des conditions suivantes :

1° La présence le l'air,

2° De l'humidité,

3° De la chaleur.

Ici, il manque l'une de ces conditions essentielles, la présence de l'air, tant que les membranes ne sont pas rompues; il ne peut donc y avoir putréfaction. On a du reste de nombreux exemples de fœtus morts qui sont restés fort longtemps dans l'utérus, sans qu'il en résultât le moindre accident pour la mère; presque toujours, quand le fœtus est mort, la nature seule en débarrasse l'utérus sans l'intervention de l'art. D'un autre côté, les membranes étant rompues, la putréfaction pourrait avoir lieu, il est vrai, mais le travail s'établirait tout seul, par la seule raison de la rupture des membranes ; il ne nous paraît donc utile d'avoir recours à la provocation de l'accouchement prématuré, que s'il se manifestait quelques accidents.

On a aussi conseillé l'accouchement prématuré lorsque, dans plusieurs grossesses précédentes, les enfants sont morts avant le terme de la grossesse.

Nous nous demandons si, dans ce cas, le médecin est autorisé à provoquer l'accouchement avant le terme de la grossesse ; car ne connaissant pas la cause de la mort des fœtus précédents, il ne peut savoir si celui auquel il a affaire, ne pourra pas aller jusqu'à terme. Ne serait-il pas bien plus logique de rechercher avec soin les causes de la mort du fœtus et de les combattre, si l'on parvient à les découvrir. Si, par exemple, le père ou la mère étaient affectés de syphilis (chose à laquelle on ne songe peut-être pas assez souvent), cette maladie ne pourrait-elle pas être la cause de la mort du fœtus, et ne pourrait-t-on pas, avec raison, espérer, au moyen d'un traitement antisyphilitique sagement conduit, obtenir des enfants vivants dans les grossesses suivantes, s'il s'agit du père, et même dans une grossesse commencée, s'il s'agit de la mère.

Il nous paraît difficile d'établir des règles générales à cet égard ; car enfin il peut arriver, malgré tout le soin qu'on y apportera, qu'il soit impossible de découvrir la cause de la mort des enfants précédents ; peut-être alors ne serait-il pas mauvais de recourir à l'accouchement prématuré.

CONTRE-INDICATIONS.

Quelques auteurs considèrent la primiparité comme une contre-indication à l'accouchement prématuré artificiel ; nous avons dit plus haut notre façon de penser à l'égard de cette manière de voir, nous n'y reviendrons pas pour le moment.

On regarde généralement, en France du moins, comme une

contre-indication un bassin qui a moins de 6 centimètres et demi de diamètre antéro-postérieur. On a pu voir, d'après ce que nous avons dit plus haut, que, pour nous, la contre-indication existe, mais lorsque le rétrécissement a atteint un degré plus considérable, dont nous ne pouvons cependant pas fixer la limite, limite que l'expérience seule peut faire connaître.

Nous avons aussi parlé plus haut des présentations vicieuses; il ne nous reste donc plus à parler que des grossesses doubles.

La plupart des auteurs regardent la grossesse gémellaire comme une contre-indication à l'accouchement prématuré, parce que, disent-ils, les enfants sont moins développés que de coutume; cela est vrai. Aussi admettons-nous cette contre-indication; mais, comme nous avons étendu l'indication dans les cas de rétrécissement du bassin plus loin qu'on ne l'étend généralement, pour être logique avec nous-même, nous ne pouvons l'admettre que dans les cas où le rétrécissement n'est pas très-considérable, c'est-à-dire lorsque le diamètre antéro-postérieur a de 6 centimètres et demi à 8 centimètres et demi.

QUATRIÈME PARTIE.

PROCÉDÉS OPÉRATOIRES.

Traitement préparatoire.

Je passerai rapidement sur le traitement préparatoire, qui a peu d'importance, surtout aujourd'hui, pour entrer dans plus de détails sur les procédés opératoires proprement dits.

Le traitement préparatoire a pour but d'amener insensiblement dans les parties génitales toutes les modifications préliminaires de l'accouchement normal.

On a proposé dans ce but :

1° Les saignées plusieurs fois répétées, qui ne me paraissent pas avoir une grande utilité ;

2° Les bains tièdes, les injections tièdes, émollientes et narcotiques;

3° Les frictions sur le col de l'utérus avec la pommade belladonée, dans le but de relâcher les fibres du col et de faciliter sa dilatation.

On peut y ajouter encore quelques frictions sur l'hypogastre.

Procédés opératoires proprement dits.

M. le Dr Lazare See, dans sa thèse inaugurale (1854), a divisé les procédés opératoires en deux classes :

1° Procédés laissant l'œuf intact,

2° Procédés qui intéressent les enveloppes fœtales.

Cette division, qui nous paraît bonne au point de vue physiologique, a le grand inconvénient, au point de vue pratique, de renfermer dans une seule et même classe un grand nombre de procédés très-différents les uns des autres.

C'est principalement au point de vue pratique que M. le D^r Ch. Pajot a divisé les procédés opératoires de la manière suivante :

1° Méthode par ponction ;

2° Méthode par dilatation ;

3° Méthode par excitation

a. indirecte ; *b.* directe.

1° MÉTHODE PAR PONCTION.

La méthode par ponction renferme :

La ponction directe au niveau du col ;

La ponction indirecte (procédé de Meissner);
Et le procédé de Ritgen.

Ponction directe.

Il arrive très-souvent qu'à la suite de chutes, de violences, les membranes se rompent et les eaux s'écoulent. Cette rupture des membranes est bientôt suivie de contractions, et l'accouchement se fait alors spontanément, généralement sans préjudice pour la mère ni pour l'enfant. Ce fait a été mis à profit par les accoucheurs pour provoquer l'accouchement prématuré.

On s'est servi tour à tour de plusieurs instruments pour pratiquer la ponction. Marshall employait une sonde en baleine; Stoltz, le trois-quarts à hydrocèle; d'autres se servaient d'instruments quelconques, tels qu'un crayon, une plume, etc.; Maï se servait d'une sonde dans laquelle glissait une aiguille; Wenzel imagina un instrument composé d'une canule courbe et d'un mandrin terminé en trois-quarts.

Siebold et d'Outrepont se servaient de la sonde de Wenzel modifiée, qui consistait en une canule courbe contenant un mandrin à extrémité mousse; l'instrument une fois introduit, on retirait le mandrin mousse et on le remplaçait par un mandrin trois-quarts. C'est cet instrument qui est généralement adopté.

Une fois le choix de l'instrument fait, on vide la vessie et le rectum, et l'on couche la femme en travers du lit. M. Silbert préfère la position debout, comme pour le toucher, parce que, dit-il, l'utérus est quelquefois assez élevé pour qu'il soit difficile d'en atteindre le col, et cette position, combinée avec une pression modérée exercée sur le fond de la matrice, remédie assez bien à cet inconvénient; cela est vrai, mais l'opérateur sera moins à son aise pour opérer que lorsque la femme est couchée.

Quelle que soit d'ailleurs la position que l'on adopte, l'accoucheur introduit dans le vagin l'index et le médius de la main gauche, tâche de fixer le col le plus solidement possible entre ces deux doigts, puis il fait glisser la canule graissée d'avance sur l'un des doigts comme conducteur, la fait pénétrer dans le col, et la pousse assez haut pour dépasser l'orifice interne et arriver à la poche des eaux. On fait alors pratiquer par un assistant des frictions sur l'abdomen, jusqu'à ce que l'utérus devienne dur et qu'il y ait quelques légères contractions; alors les membranes se trouvant tendues, on pousse le mandrin trois-quarts, et on perfore les membranes. Le mandrin est alors retiré, et on laisse écouler une petite quantité de liquide amniotique par la canule restée en place.

Il importe beaucoup, dans l'introduction de l'instrument, 1° de ne pas faire souffrir la femme, car la moindre douleur indiquerait que l'on fait fausse route; 2° de ne pas pousser le trois-quarts trop loin, et de s'arrêter dès qu'on sent un obstacle rompu, parce que l'on pourrait atteindre l'enfant.

Une fois la ponction faite, on peut abandonner les choses à elles-mêmes, s'il n'y a pas d'indications pressantes; dans le cas contraire, on pourrait soulever la partie fœtale avec le doigt, pour laisser écouler une plus grande quantité de liquide amniotique.

Voici alors ce qui se passe : l'œuf ayant diminué de volume, l'utérus revient sur lui-même, et le contact des inégalités fœtales produit une excitation qui détermine les contractions.

Les contractions surviennent en général au bout de vingt-quatre à quarante-huit heures; mais le travail est généralement lent, à cause de l'absence de la poche des eaux, qui, dans le travail physiologique, aide beaucoup la dilatation.

Ce procédé a l'avantage d'amener inévitablement l'accouchement; en effet, une fois le liquide amniotique écoulé, la grossesse ne peut plus suivre son cours, il faut que l'accouchement ait lieu; mais, s'il a cet avantage, il a de bien grands inconvénients : la lenteur du travail et l'absence du liquide amniotique font courir de grands dangers au fœtus, qui subit directement la pression de l'utérus. Pour la mère, il en résulte aussi de graves inconvénients, la dilatation, n'étant pas aidée par la poche des eaux, est longue et douloureuse.

Une observation du professeur Kiwisch montre quelles peuvent être les conséquences d'un pareil travail :

Chez une primipare dont le bassin présentait un rétrécissement de $0^m,027$, on pratiqua la ponction des membranes six semaines avant le terme normal; douze heures après l'opération, l'utérus se contracta avec une si extrême violence, que toute la portion vaginale, d'une longueur remarquable, et qui n'avait pas encore subi les modifications nécessaires à la dilatation, fut violemment arrachée de l'utérus, auquel elle n'adhérait plus que par un lambeau en arrière, où le doigt la trouva pendante le long de la paroi postérieure du vagin.

L'enfant avait succombé pendant le travail, et la mère mourut le lendemain, une heure après un accouchement des plus douloureux.

Malgré les inconvénients graves que peut avoir la ponction, il ne faut cependant pas la bannir complétement de la pratique, car elle peut rendre de grands services; par exemple, dans le cas de maladie grave de la mère, il peut y avoir indication de diminuer rapidement le volume de l'utérus, ou bien encore dans le cas où l'on a employé d'abord un autre procédé qui a commencé la dilatation et qui semble marcher trop lentement, et ne pas pouvoir terminer l'accouchement.

Ponction indirecte.

Un accoucheur anglais, Hopkins, voulant éviter les accidents amenés par l'évacuation du liquide amniotique et l'absence de la poche des eaux, proposa d'aller perforer les membranes dans un point plus eleve, en glissant un instrument entre l'œuf et la face interne de l'utérus.

Cette idée, presque oubliée, fut reprise et mise en pratique vingt ans plus tard par M. Meissner.

L'instrument de M. Meissner consiste en une canule de 33 centimètres de long, épaisse de 3 millimètres, recourbée suivant l'axe du bassin ; sur la convexité de l'extrémité qui doit rester à l'extérieur, se trouve un anneau qui sert à diriger l'instrument. Deux mandrins doivent entrer successivement dans la canule : l'un, mousse, sert à introduire l'instrument sans blesser les tissus ; l'autre, terminé en trocart, sort de 15 millimètres et perfore les membranes.

Voici comment opère M. Meissner :

La femme est debout ; l'opérateur, à genoux devant elle, comme pour le toucher, s'assure d'abord de la position du col ; il introduit l'indicateur et le médius pour fixer le col comme dans la ponction directe ; alors il dirige la canule armée d'un mandrin boutonné, sur la face palmaire de l'index, jusque dans la cavité du col. Bien entendu que la convexité de la sonde est dirigée vers le sacrum. Lorsque l'extrémité de la canule a dépassé l'orifice interne, on la fait glisser entre les membranes et l'utérus jusqu'à ce que l'anneau de la sonde arrive à l'entrée de la vulve. Après s'être assuré que l'extrémité de la sonde ne repose ni sur une partie fœtale, ni sur le placenta, mais bien sur les membranes fluctuantes, on remplace le mandrin boutonné par le trocart, et l'on perfore les membranes. On retire le mandrin, on laisse écouler une petite quantité de liquide, puis on retire la canule elle-même. Le liquide s'écoule peu à peu, lubréfie les parties, et, au bout de vingt-quatre à quarante-huit heures, les douleurs se déclarent. Si le travail ne marche pas régulièrement, M. Meissner intervient comme dans l'accouchement à terme.

M. Meissner compterait 14 observations, dans chacune desquelles il dit que la mère et l'enfant furent sauvés.

M. Lacour, dans sa thèse inaugurale (Paris 1844), propose, pour éviter d'avoir deux mandrins à introduire successivement dans la sonde, de remplacer l'instrument de M. Meissner par une sonde semblable à une sonde ordinaire, ouverte comme elle de deux œillets latéraux pour l'écoulement du liquide, mais offrant à son extrémité mousse et arrondie une petite fente transversale par où sortirait, en temps opportun, un mandrin coupant et composé d'un ressort d'acier, lequel, en se réfléchissant, par son élasticité propre, du côté de la courbure de l'instrument, irait nécessairement percer les membranes au moment de la ponction, sans qu'on eût besoin, pour assurer ce résultat, de porter l'instrument en arrière, ainsi qu'il faut le faire avec l'instrument de M. Meissner.

Le procédé de M. Meissner a certainement des avantages sur la ponction directe; mais il a d'abord le grand inconvénient de n'être pas d'une exécution facile, et il faut avoir une grande habileté pour pousser la sonde jusqu'en haut de l'utérus sans perforer les membranes plus tôt, et par conséquent plus bas qu'on ne voudrait.

Ce procédé a en outre un inconvénient bien plus grave, qui a été signalé par le professeur Kiwisch : c'est la possibilité de décoller le placenta avec la sonde, et par conséquent de blesser un de ses vaisseaux.

C'est ce qui fait probablement que la plupart des accoucheurs n'ont pas suivi l'exemple de M. Meissner.

Procédé de Ritgen.

Nous ne ferons que citer le procédé de M. Ritgen, dont l'instrument est trop compliqué pour avoir pu s'introduire dans la pratique.

Cet instrument se compose d'une canule de 28 centimètres, courbée suivant l'axe du bassin et terminée par une petite cupule percée d'un trou; à l'autre extrémité s'adaptent, d'un côté, un piston qui fait mouvoir un petit trocart, de l'autre, un petit corps de pompe destiné à faire le vide dans l'appareil.

On introduit l'instrument dans la cavité du col; une fois qu'il est

en contact avec les membranes, on fait fonctionner le corps de
pompe, ce qui aspire les membranes dans la petite cupule, et le liquide s'écoule peu à peu dans un petit godet vissé à l'appareil.

2° MÉTHODE PAR DILATATION.

La méthode par dilatation contient trois procédés :
1° Procédé de Kluge (éponge préparée).
2° Procédé de Busch (dilatateur).
3° Procédé de Schnakenberg (spénosiphon).

Procédé de Kluge.

C'est à Bruninghausen que revient l'honneur d'avoir eu l'idée de
dilater le col de l'utérus au moyen de l'éponge préparée.

Siébold prétend être le premier qui ait mis à exécution l'idée de
Bruninghausen; mais c'est Kluge qui a perfectionné cette méthode
et qui l'a introduite dans la pratique : c'est pourquoi elle a conservé
son nom. Voici comment on opère :

La femme est placée en travers du lit comme pour l'application
du forceps ; l'accoucheur introduit l'indicateur et le médius de la main
gauche dans le vagin, pour fixer le col, comme pour faire la ponction des membranes, puis il fait glisser sur ses doigts un petit cône d'é-
ponge préparée de 5 centimètres environ, après l'avoir préalablement
graissé, pour en faciliter l'introduction, et il en introduit l'extrémité
dans le col avec une pince à polype courbe; puis il la pousse, avec
les doigts, jusqu'à sa base, dans le col; puis il introduit dans le vagin une éponge ordinaire, afin de fixer le petit cône d'éponge préparée. Il faut que la base du cône d'éponge soit traversée d'un fil
qu'on laisse pendre au dehors pour en faciliter l'extraction.

M. P. Dubois préfère se servir du spéculum plein , qui permet
de ramener le col dans la ligne médiane, dans le cas où il n'y serait
pas.

Si l'on avait affaire à une primipare, on pourrait éprouver de grandes difficultés pour introduire le cône d'éponge dans l'orifice du col utérin; il faudrait dans ce cas commencer la dilatation avec le dilatateur de Busch.

M. Cazeaux a imaginé un petit appareil, pour soutenir l'éponge préparée, afin d'éviter de laisser dans le vagin un tampon ou une éponge volumineuse, ce qui est toujours très-gênant et souvent même très-douloureux.

Cet appareil se compose d'une ceinture hypogastrique, à la partie antérieure de laquelle se trouve vissée une tige métallique de 20 centimètres de longueur; son extrémité recourbée s'introduit dans le vagin sans gêner la vulve; elle supporte une canule dans laquelle pénètre une baleine de 15 à 18 centimètres de long, se terminant par une pince à griffe destinée à saisir solidement le cône d'éponge que l'on introduit dans le col; on visse la tige de baleine à la canule, de manière à lui faire garder toujours la même position.

M. Cazeaux, par ce procédé, laisse à ses malades la facilité de marcher; ce qui est, sinon impossible, du moins bien difficile et extrêmement pénible, quand elles ont une éponge ou un tampon dans le vagin.

Au bout de vingt-quatre heures on retire le petit cône d'éponge préparée, au moyen du fil qui pend au dehors de la vulve, puis on le remplace par un autre plus volumineux.

L'éponge qui est placée dans le col excite dans la muqueuse une plus grande sécrétion de mucus qui relâche et ramollit le segment inférieur de l'utérus; en outre, l'éponge elle-même, s'imbibant de ce mucus, se gonfle et force ainsi le col à se dilater. En pressant sur le col, cette éponge produit une irritation qui réagit sur les fibres du corps de l'utérus qui bientôt entre en contraction, et alors le travail commence à s'établir.

L'éponge préparée agit donc tout à la fois, comme moyen mécanique qui dilate le col, et comme corps étranger irritant qui détermine le véritable travail.

Il arrive souvent que l'extrémité de l'éponge qui a dépassé l'orifice interne, se gonfle sous forme de champignon, et décolle ainsi une petite portion des membranes.

Ce procédé opératoire est innocent pour la mère et pour l'enfant; il a le grand avantage de laisser les membranes intactes, ce qui permet la formation d'une poche des eaux et facilite ainsi beaucoup la dilatation. Mais, malheureusement, il présente souvent de grandes difficultés dans l'exécution. Ainsi dans les cas de rétrécissement du bassin, souvent le col est trop élevé pour pouvoir être atteint avec les doigts, et l'application du spéculum ne sera pas plus facile si le col est fortement dirigé en arrière.

Nous avons vu qu'il y a des cas où l'on est obligé de faire une dilatation préalable à l'aide d'un instrument; mais ces tentatives ne sont pas toujours sans inconvénient, et peuvent amener des contractions spasmodiques.

L'éponge a en outre l'inconvénient d'agir quelquefois avec une extrême lenteur; dans quelques cas, elle n'a pas eu la force nécessaire pour amener les contractions expulsives.

Somme toute, malgré les quelques inconvénients que nous venons de signaler, c'est un bon procédé qui amène d'excellents résultats, et les accidents que l'on a observés pendant les accouchements provoqués au moyen de l'éponge préparée, ne sont pas proportionnellement plus nombreux que dans l'accouchement naturel.

Procédé de Busch. Dilatateur.

Busch, voyant les difficultés que l'on éprouvait souvent quand il s'agissait d'introduire un cône d'éponge préparée dans le col des primipares, imagina un dilatateur à trois valves, dont l'extrémité effilée pouvait pénétrer facilement dans le canal et préparer les voies à l'éponge.

La première fois que Busch se servit de son instrument, il s'aperçut que, non-seulement il dilatait mécaniquement le col, mais encore qu'il agissait, comme l'éponge, par irritation, et déterminait des contractions ; il résolut donc d'essayer son instrument seul pour provoquer l'accouchement prématuré. Mais il y a une grande différence entre l'éponge et le dilatateur de Busch.

L'éponge, imprégnée de mucus, se gonfle peu à peu, et non-seulement elle produit une compression progressive et constante, mais encore elle agit sur tous les points de la cavité du col à la fois, tandis que le dilatateur agit par des tentatives qu'il faut souvent répéter et qui peuvent avoir des inconvénients graves, que rien, dans cet instrument, ne peut compenser.

Procédé de Schnakebnerg. Sphéno-siphon.

Dans le procédé de Schnakenberg, on se sert d'un instrument inventé par l'auteur et qu'il a décoré du nom de *Sphéno-siphon*.

Cet instrument se compose d'une seringue d'une longueur de 12 centimètres environ, portant une vis qui sert à fixer le piston à différentes hauteurs ; à l'autre extrémité de la seringue, s'adapte une canule de 5 centimètres de long et percée de deux trous latéraux. Cette canule est recouverte par un petit sac imperméable.

Voici comment on se sert de l'instrument.

La canule une fois introduite dans le col, on verse, en relevant la seringue, de l'eau tiède dans le corps de pompe, puis on fait avancer le piston, à l'aide de la vis ; à mesure que l'on fait avancer le piston, une plus grande quantité de liquide se trouve chassée dans le sac et le dilate ; mais ce sac, étant compris dans le col, en comprime les parois et le force à se dilater petit à petit, jusquà ce qu'on ait fait prendre au petit sac toute son extension, c'est-à-dire environ 4 centimètres.

Ce procédé a certainement des avantages : d'abord, la canule de l'instrument pénétrera toujours plus facilement dans le col que l'éponge, et n'aura jamais besoin de dilatation préalable ; mais ces vantages ne sont pas assez considérables pour compenser la com-

plication de l'instrument, qui du reste l'a fait complétement abandonner.

MÉTHODE PAR EXCITATION.

a. *Indirecte.*

La méthode par excitation indirecte comprend :
1° Le seigle ergoté ;
2° La succion des mamelles.

Seigle ergoté. — Le seigle ergoté, administré pendant le travail,
donne de l'énergie à des douleurs jusqu'alors faibles et même presque éteintes ; il était donc simple de songer à s'en saisir pour provoquer l'accouchement avant terme.

C'est un Italien, nommé Bongiovanni, qui introduisit dans la
pratique l'usage du seigle ergoté ; Trivellini le combina avec l'application de la pommade belladonée sur le col de l'utérus.

La plupart des essais qui furent tentés par cette méthode, même
par Bongiovanni, furent infructueux ; cependant M. Patterson, en
Angleterre, l'employa deux fois avec succès, formulée de la manière suivante :

<pre>
    ℞ Seigle ergoté.............   15 grammes.
          Eau bouillante............   720   —
    Faites infuser et ajoutez :
          Sirop simple.............   30   —
à prendre 6o grammes de cette infusion toutes les trois heures.
</pre>

Voici, dans l'un des cas, comment les choses se passèrent.

OBSERVATION.

Mme Browne, arrivée à sa neuvième grossesse, avait accouché
heureusement les premières fois ; mais, les dernières fois, les accouchements avaient été laborieux, et une fois on avait eu recours
à l'embryotomie.

M. Patterson a entrepris son opération le 29 avril 1839, la femme étant enceinte de sept mois. Il a commencé par la purger avec quelques pilules de coloquinte, puis il a prescrit une demi-once de poudre de seigle ergoté, d'après la formule ci-dessus. Le lendemain, presque aucun changement n'avait eu lieu; la femme se plaignait seulement de quelques maux de reins et de pesanteur dans l'utérus.

1er mai, à midi, pas de changement. On répète les pilules de coloquinte; on prescrit en même temps une once de poudre de seigle, divisée en 16 paquets, à prendre 1 paquet toutes les deux heures, après avoir infusé vingt minutes dans l'eau bouillante. A la seconde dose, le canal commença à se dilater, les douleurs se déclarent, mais les choses marchent très-lentement.

Le 2, les douleurs sont fréquentes, mais peu fortes; le col est mou et dilaté; il offre la largeur de 1 pouce; on continue la poudre.

Le 3, même état; la femme a déjà consommé 2 onces 6 gros de seigle. On en prescrit 6 autres drachmes: l'accouchement marche lentement jusqu'au lendemain. Alors les douleurs redoublent, le col se dilate, la poche amniotique se forme; elle se rompt, et l'enfant présente les pieds; un pied descend dans le vagin, on l'assure à l'aide d'un lacs; on facilite la descente de l'autre pied et du tronc. Le passage de la tête offre de la difficulté, mais enfin il s'effectue vers le cinquième jour, à partir de la première prise de seigle. La quantité du seigle consommé a été de 34 gros; l'enfant était vivant; les suites de l'accouchement ont été heureuses (1).

Ramsbotham qui, de tous les accoucheurs, employa le plus souvent le seigle ergoté pour provoquer l'accouchement prématuré, n'en obtint pas de résultats bien satisfaisans. Sur 26 cas, il n'obtint que 12 enfants vivants, dont 4 seulement purent vivre au delà de trente-six heures. Ces résultats ne sont pas fort encourageants.

---

(1) *Gazette des hôpitaux,* 1839, p. 350.

M. Dubois pense que le seigle ergoté ne détermine des contractions que lorsqu'il en existe déjà, c'est-à-dire qu'il ne fait qu'augmenter celles qui ont déjà commencé. Lorsqu'on donne le seigle ergoté à quatre ou cinq mois pour provoquer l'avortement, dans la grande majorité des cas, on n'obtient aucun résultat; au huitième mois, quand il détermine des contractions, c'est qu'il existe un travail latent; le seigle ergoté rendrait ce travail manifeste en rendant les contractions douloureuses.

Nous voyons donc par là que le seigle ergoté peut rendre des services comme moyen auxiliaire, mais qu'il ne saurait constituer à lui seul un procédé pour provoquer l'accouchement prématuré. Et en admettant même qu'il pût, à lui seul, amener l'accouchement, ce serait un moyen dangereux, à cause de la continuité des contractions qu'il produit.

Succion des mamelles. M. le professeur Scanzoni, s'appuyant sur la sympathie qui existe entre l'utérus et les seins, résolut d'essayer la succion des mamelles comme procédé opératoire pour provoquer l'accouchement prématuré, et il a pleinement réussi dans le cas suivant.

OBSERVATION.

Une fille enceinte, âgée de 24 ans, entra à la Clinique d'accouchement de Wurztbourg, ayant un rétrécissement du bassin, qui obligea d'avoir recours à la perforation du crâne et à la céphalatripsie ; cette opération fut suivie d'une légère uréthrite qui guérit facilement. On recommanda à cette fille, dans le cas d'une seconde grossesse, de se présenter de bonne heure à la Clinique, afin qu'on pût aviser au moyen de la soustraire au danger d'une opération toujours grave.

Cette fille, étant devenue enceinte pour la seconde fois, suivit le conseil qu'on lui avait donné, et l'on décida qu'on essayerait l'accouchement prématuré à l'aide de l'excitation des glandes mammaires. A cet effet, l'auteur se procura deux appareils à succion, composés d'une vessie en caoutchouc, munie d'un tube de verre évasé en entonnoir ; l'air étant expulsé par la compression de la vessie, l'appareil agit comme une ventouse.

25 février. Vers la trente-deuxième semaine de la grossesse, l'instrument fut appliqué pendant deux heures le matin et autant le soir.

Les 26 et 27, l'appareil fut appliqué trois fois par jour.

Dès la troisième application, on remarqua un raccourcissement de la portion vaginale de l'utérus, et une légère dilatation de l'orifice, sans que la femme eût éprouvé aucune douleur.

Celles-ci se montrèrent le 27, après la sixième application et augmentèrent dans la nuit ; le col était entièrement effacé, et la poche des eaux commençait à faire saillie.

Après la rupture de cette dernière, on procéda à l'extraction par les pieds, et on amena un fœtus de 4 livres et demie (poids de Nuremberg), qui ne tarda pas à donner des signes de vie par des cris assez forts.

La mère se rétablit promptement, et put quitter l'hôpital le neuvième jour. L'enfant tomba malade le cinquième jour, et mourut trois jours après (1).

Je ne sais si ce procédé de M. Scanzoni a été suffisamment expérimenté pour être jugé ; mais, dans tous les cas, quoique n'y ayant pas une très-grande confiance, comme je ne crois pas qu'il puisse avoir de graves inconvénients, je ne vois pas pourquoi on ne le soumettrait pas à de nouvelles expériences.

---

(1) *Abeille médicale*, 1855, p. 214.

b. *Excitation directe.*

Dans la méthode par excitation directe, nous trouvons :
1° L'électricité , procédé Schreiber ;
2° Le procédé de Huter ;
8° Le tamponnement de Schœller ;
4° Le décollement des membranes (Hamilton) ;
5° Le procédé de Cohen ;
6° Les fumigations d'acide carbonique (Scanzoni) :
7° Enfin les douches utérines de Kiwisch.

Electricité , procédé de Schreiber.

Ce fut un accoucheur allemand, M. Schreiber, qui proposa d'employer l'électricité pour provoquer l'accouchement prématuré. L'électricité amenant des contractions dans les muscles , M. Schreiber pensa qu'elle devait amener aussi des contractions dans l'utérus, qui , par le fait de la grossesse, devient un muscle creux.

M. Schreiber met donc un des pôles d'une pile sur une ligne comprise entre l'ombilic et l'appendice xiphoïde, et l'autre pôle en rapport avec la portion vaginale du col de l'utérus. Malheureusement on ne réussit pas toujours.

M. Simpson se prononce contre l'emploi de l'électricité, qui, dit-il, n'a pas une influence manifeste sur la force et la durée des contractions.

M. le professeur P. Dubois a employé l'électricité pour provoquer l'avortement chez une femme rachitique enceinte de trois mois et demi. On employa l'appareil Lebreton ; les deux plaques furent appliquées, en déprimant la paroi abdominale, sur le fond de l'utérus. La malade éprouva de violentes secousses dans le bas-ventre : mais pas de contractions utérines. Il fallut renoncer au procédé et la grossesse suivit son cours.

Il ne faut peut-être pas attacher une trop grande importance à ce fait, attendu que, dans les premiers mois de la grossesse, l'organisation musculaire de l'utérus est beaucoup moins complète qu'à une époque rapprochée du terme.

Procédé de Huter.

Trouvant que l'éponge préparée, le dilatateur et le sphéno-siphon agissaient trop violemment sur le col, Huter imagina d'introduire dans le vagin une vessie de veau remplie d'une décoction de seigle ergoté et enduite d'huile de jusquiame ; le tout est maintenu en faisant étendre les jambes et en appliquant un bandage en T. Il faut changer la vessie une ou deux fois par jour, et faire alors des injections tièdes dans le vagin ; on pratique aussi des frictions circulaires au niveau du fond de l'utérus.

Si les douleurs se faisaient attendre trop longtemps, on mettrait dans la vessie une éponge que l'on introduirait dans le col.

Nous ne voyons pas trop quels pourraient être les avantages de ce procédé ; en effet, dans le cas où l'on se contente de la vessie, il manque d'efficacité, et si l'on met une éponge, pourquoi ne pas l'introduire directement dans le col.

Nous avons placé ce procédé dans la méthode par excitation, plutôt que dans la méthode par dilatation, parce que nous pensons que Huter croyait réussir généralement sans éponge, et ne pensait l'employer que comme dernière ressource, dans le cas où il ne réussirait pas.

Tamponnement de Schœller.

Le tamponnement vaginal, qui a été conseillé pour arrêter les hémorrhagies utérines, agit non-seulement comme obstacle mécanique à l'écoulement du sang, mais encore en faisant rétracter l'utérus qu'il irrite comme corps étranger.

Il est arrivé bien des fois que le tamponnement, pratiqué pour arrêter une hémorrhagie, a amené des contractions assez fortes pour expulser le produit de conception, et, entre autres exemples, cela est arrivé à M. P. Dubois, en 1839, chez une femme qui avait une hémorrhagie grave, due à une apoplexie placentaire, et qui était au huitième mois de sa grossesse.

Ce sont ces faits qui déterminèrent Schœller à employer le tampon comme moyen de provoquer l'accouchement prématuré. Voici comment on procède :

On commence par vider la vessie et le rectum, comme pour toute opération obstétricale, puis on introduit dans le vagin, avec ou sans spéculum, quelques bourdonnets de charpie graissés avec de l'huile ou du sérat et attachés avec des fils qu'on laisse pendre au dehors de la vulve, afin de pouvoir les extraire plus facilement, puis on met d'autres bourdonnets par dessus ceux-là. Il n'est pas utile, comme pour les cas d'hémorrhagie, de remplir complétement le vagin ; il y aurait même inconvénient à le faire, on gênerait l'excrétion des urines et des matières fécales. Enfin, il est avantageux de commencer le soir, lorsque la femme est couchée, parce qu'elle se tient plus tranquille pendant les premiers temps de l'action du tampon.

Il est bon de renouveler le tampon une ou deux fois par jour et de faire quelques injections dans le vagin. On renouvelle ainsi le tampon, jusqu'à ce que l'utérus entre en contraction et que l'orifice s'entr'ouvre. Si les contractions faiblissent ou se ralentissent, on fait prendre à la femme, 0,50 grammes de seigle ergoté toutes les demi-heures.

Ce procédé échoue complétement, à peu près dans un tiers des cas, et encore, dans la plupart de ceux où il a réussi, a-t-il fallu avoir recours au seigle ergoté.

M. Stoltz ne croit pas que le tampon puisse faire naître des contractions chez une femme dont la contractilité sommeille complétement.

Le reproche le plus grave que l'on puisse faire à ce procédé, c'est qu'il agit avec une extrême lenteur ; l'accouchement aurait mis une fois dix-sept jours à se terminer. C'est en outre un moyen douloureux et difficilement supporté par la femme.

Décollement des membranes (Hamilton).

Hamilton eut le premier l'idée de pratiquer l'accouchement prématuré, tout en conservant les membranes intactes. Voici comment il procède :

Il commence par ramollir le col autant que possible, au moyen de bains et d'injections émollientes ; puis, à l'aide de l'indicateur, il pénètre aussi loin que possible entre les membranes et la face interne de l'utérus, en cherchant à rompre les adhérences, tout en prenant toutes les précautions possibles pour ne point léser les membranes.

Ce procédé présente plusieurs inconvénients ; d'abord, il offre de très-grandes difficultés d'exécution ; en effet le col est souvent assez élevé, surtout dans les cas de rétrécissement du bassin, pour qu'il soit impossible de porter le doigt assez haut pour atteindre les membranes ; en outre, il doit être souvent extrêmement difficile de faire pénétrer le doigt dans le col, même lorsqu'on peut l'atteindre facilement.

On a proposé, pour remédier à ces inconvénients, de substituer au doigt des instruments mousses, tel qu'une sonde élastique ou en cire, pour décoller les membranes ; mais il nous paraît difficile de les décoller dans une étendue peu plus considérable sans courir le risque de les rompre.

Ce procédé a encore l'inconvénient de forcer à exercer des violences sur le col, surtout chez les primipares ; il est, du reste, complétement abandonné aujourd'hui.

Procédé de Cohen.

M. le Dr Cohen, de Hambourg, ayant eu l'occasion de faire des injections intra-utérines pour une affection opiniâtre de la matrice, ne remarqua pas qu'il se produisît d'autres phénomènes qu'une excitation de la contractibilité de l'utérus; il eut alors l'idée d'essayer de ce moyen pour provoquer l'accouchement prématuré artificiel.

Voici quel est le procédé de M. Cohen :

Les injections sont pratiquées au moyen d'une petite seringue ordinaire en étain, de la capacité de 60 à 80 grammes, et dont la canule, longue de 20 à 25 centimètres, a 3 ou 4 millimètres de diamètre à son extrémité, et présente une courbure semblable à celle d'une sonde de femme. La malade est couchée à plat sur le dos, le siége étant maintenu élevé. On glisse alors deux doigts jusqu'à la lèvre postérieure du col utérin pour guider la canule, qui est introduite entre la paroi antérieure de l'utérus et l'œuf. Portant alors l'extrémité libre de la seringue en bas, M. Cohen fait glisser la canule sous l'arcade pubienne, jusqu'à ce qu'elle ait pénétré de 5 à 6 centimètres dans l'utérus. C'est à ce moment que commence l'injection. L'auteur la pousse doucement et avec lenteur, ayant soin de relever la seringue pour éviter que l'ouverture de la canule ne s'applique sur la paroi utérine, et de varier au besoin la direction de l'instrument, toutes les fois qu'il y a quelque obstacle à la sortie du liquide. On retire alors, peu à peu, la seringue. Dix minutes après, la femme peut se lever et marcher. Au bout de six ou sept heures, s'il n'y a pas de signes de travail, on renouvelle l'injection.

Voici dans quelles circonstances M. le Dr Cohen employa ce procédé pour la première fois.

OBSERVATION.

Une dame dont le bassin était rétréci dans tous ses diamètres et à peine égal à celui d'une jeune fille de 12 ans, n'avait pu être délivrée, à son premier accouchement, que par la perforation du crâne suivie de l'application du forceps. Ces circonstances engagèrent le Dr Cohen à proposer, à une seconde grossesse, l'accouchement prématuré artificiel. Il y fut procédé de la manière suivante, à la fin de la trente-quatrième semaine. Une première injection fut faite à quatre heures du soir, facilement et sans la moindre douleur. Dix minutes après, on laissa la malade se lever et se promener. Le même jour, à neuf heures du soir, on fit une seconde injection ; trois heures après, il survint des frissons, une légère apparition de sang et de petites douleurs de reins, suivies de véritables contractions utérines. Le lendemain matin, l'orifice était dilaté de la largeur d'une pièce de 20 sous. Les pieds se présentaient ; les membranes demeurèrent intactes jusqu'à six heures de l'après-midi. Elles se rompirent à la vulve seulement, poussées par les pieds, qui furent spontanément expulsés, ainsi que les autres parties de l'enfant, jusqu'aux extrémités supérieures. Celles-ci dégagées, M. Cohen dirigea la tête dans le sens du diamètre transverse du détroit supérieur qu'elle franchit alors facilement, et même si promptement, que l'enfant se mit aussitôt à crier. Cet enfant vint à merveille. La mère a eu les suites de couches les plus heureuses (1).

Ces injections agissent évidemment de la même manière que le procédé de Hamilton, c'est-à-dire en décollant les membranes, mais d'une façon plus douce et qui doit moins exposer à la rupture des membranes.

Elles sont d'un emploi extrèmement facile chez les multipares, dont l'orifice externe du col est entr'ouvert ; mais chez les primipares, il n'en est pas toujours ainsi.

M. Ritgen, qui employa ce procédé, eut de très-grandes difficultés à introduire la canule dans le col d'une primipare. Il fut obligé de faire, à plusieurs reprises et pendant longtemps, des frictions sur le col avec les doigts, et ce ne fut que le troisième jour qu'il put arriver à faire pénétrer la canule dans le col.

---

(1) *Gazette des hôpitaux*, 1847, p. 426.

Fumigations d'acide carbonique (Scanzoni).

M. Brown-Séquard a démontré que l'acide carbonique provoque les contractions des muscles de la vie organique, et que, lorsque les organes génitaux sont longtemps exposés à son action, ils deviennent le siége de congestions assez intenses. C'est en s'appuyant sur ces faits que M. Scanzoni résolut d'employer l'acide carbonique pour déterminer le travail de l'accouchement.

Voici l'appareil dont se sert M. Scanzoni :

Un flacon, de la contenance d'un litre, fermé hermétiquement d'un bouchon à deux ouvertures, par l'une desquelles un tube pénètre jusqu'au fond du vase ; à l'autre orifice, s'adapte un tuyau de corne, lequel s'emmanche à un tube de caoutchouc d'un mètre environ, terminé par la canule d'une seringue à injections ordinaire. On introduit du bicarbonate de soude, puis de l'acide acétique par le premier tube qui est muni d'un entonnoir. Un spéculum conique de verre est placé dans le vagin. Le tube en caoutchouc, engagé dans un bouchon, est introduit dans le spéculum, auquel le liége doit s'adapter exactement. Où augmente ou on diminue à son gré la production de l'acide carbonique, suivant que l'on ajoute ou non de l'acide acétique.

OBSERVATION.

D. S....., 26 ans, primipare, menstruée pour la dernière fois le 26 mai 1855, reçue à la Maternité de Wurtzbourg, le 29 janvier 1856. Bassin bas et étroit. Le diamètre antéro-postérieur, qui d'ordinaire a 4 pouces à 4 pouces et demi, n'en a ici que 3 un quart à 3 et demi. La portion vaginale du col avait 5 à 6 lignes, et l'orifice externe était fermé exactement. La tête du fœtus ballottait au-dessus de la portion antérieure de la voûte vaginale, les bruits du cœur s'entendaient à gauche, et l'on sentait, en haut et à droite, près du fond de l'utérus, les extrémités du fœtus. La mère croit se trouver dans la trente-deuxième ou la trente-quatrième semaine de la gestation, et l'examen des organes génitaux confirme cette opinion. L'étroitesse du bassin, rendant l'accouchement à terme impossible sans l'aide de l'art, donnait l'indication précise de l'accouchement prématuré artificiel, et, pour le provoquer, M. Scanzoni résolut d'essayer l'emploi de l'acide carbonique.

Le 2 février, à huit heures du soir, l'appareil fut appliqué pendant vingt minutes, pour la première fois, sans provoquer de modifications notables.

Le 3, application à huit heures du matin, pendant vingt-cinq minutes, et à huit heures du soir, pendant une demi-heure. La femme ressentit, pendant que le gaz pénétrait dans le vagin, une sensation désagréable de picotements douloureux, et, pendant le jour, des élancements autour du nombril. Le soir, la portion vaginale du col était sensiblement ramollie ; après une nuit bonne et tranquille, les élancements dans le nombril se répètent.

Le 4, l'appareil fonctionne une demi-heure le matin, et une demi-heure le soir. Même picotement pendant l'application. Le col se dilate dans la journée, de manière à permettre au doigt de sentir le segment inférieur de l'œuf. Pendant la nuit, douleurs vives et rayonnantes dans les aines et dans les reins ; vers le matin, la main, apposée sur l'abdomen, suit les contractions marquées de l'utérus, qui augmentent peu à peu d'intensité. A six heures et demie du soir, la poche se rompt, et une heure après a lieu l'expulsion d'un enfant vivant pesant 1350 grammes.

Pendant la délivrance, il se manifesta une légère hémorrhagie, qui rendit nécessaire l'extraction du placenta un quart d'heure après la naissance de l'enfant ; les suites de couches ne furent pas troublées (1).

---

(1) *Gazette des hôpitaux*, 1856, p. 344.

Ce procédé peut être soumis à l'expérimentation, mais je ne vois pas quel avantage il pourrait avoir sur les douches utérines.

Douches utérines.

Un accoucheur allemand, le Dr Kiwisch, ayant remarqué l'excitation produite sur l'utérus par les douches dans plusieurs malad es de cet organe, résolut d'utiliser cette excitation pour provoquer l'accouchement avant terme.

Kiwisch donna la description de son procédé opératoire, et en énuméra les avantages dans un de ses ouvrages, publié en 1846 et en 1848 (1).

Ne pouvant remonter directement à la source, nous emprunterons la plupart des détails que nous allons donner à un mémoire publié par M. le Dr Campbell, dans le *Moniteur des hôpitaux* (1853).

Kiwisch se sert de la douche utérine lorsqu'il veut provoquer l'accouchement prématuré. Dès que la canule élastique a été portée profondément dans le vagin, on fait agir sur la partie pendant cinq minutes un filet d'eau à une température modérée, puis l'on recommence cette opération au bout de six heures ou un temps plus long, et ainsi de suite, à différentes reprises, jusqu'à ce que les contractions s'établissent.

La première expérience fut faite sur une femme de 46 ans, qui, dix ans auparavant, était accouchée avant terme d'un enfant petit, chétif, mort à la suite d'un travail long et pénible; la petite taille de cette femme, une notable déformation de la colonne vertébrale, la difficulté de ce premier accouchement, décidèrent le médecin à explorer soigneusement le bassin.

---

(1) *Beitrage zur Gebærtskunde* I (s. 114), *und* II (s. I), Abtheil, Wurtzbourg, 1846 et 1848.

La menstruation par le compas de Baudelocque et le pelvimètre de l'auteur firent estimer l'entrée du bassin à 0,09 centimètres.

L'utérus était dans une situation si élevée, qu'il fut impossible de reconnaître la présentation, ni même l'état du col.

La grossesse paraissait arriver à la trente-troisième semaine, et le fœtus, volumineux, distendait fortement la matrice.

Toutes ces circonstances indiquèrent l'accouchement prématuré (l'auteur admet pour limite supérieure 94 millimètres), et l'emploi des douches paraissait d'autant plus convenable, que dans une présentation indéterminée, il eût été imprudent de pratiquer la ponction des membranes.

L'opération fut commencée dans la trente-quatrième semaine, le 8 février.

1re *douche.* La femme étant placée sur le bord du lit, les pieds appuyés sur un meuble, l'opérateur, placé devant elle, introduisit l'index de la main gauche jusqu'au col, sur lequel il dirigea l'extrémité libre de la canule, dont la base, adaptée à un tube flexible, fut supportée au dehors de la vulve par la main droite; le robinet fut alors ouvert, et la douche dura quatre minutes, sans interruption. Cette première tentative n'eut presque aucun résultat, vu l'état de torpeur dans lequel se trouvait la femme; les parties génitales devinrent seulement plus molles, plus chaudes, et la femme ressentit de la chaleur dans tout le bas-ventre.

Après sept heures d'attente, nouvelle douche avec de l'eau plus chaude, pendant cinq minutes. Grande turgescence, sensation de chaleur dans le bas-ventre. Peu d'heures après, survinrent quelques douleurs légères, suivies d'un notable changement dans la forme du ventre, qui, élevé et saillant auparavant, s'applatit et s'abaissa manifestement. Aussitôt le doigt put reconnaître une présentation de la tête.

9 février. Deux douches de cinq minutes à une température plus

élevée, mais agréablement supportée. Apparition de douleurs durables; aplatissement plus grand du ventre.

Le 10, à neuf heures, cinquième et dernière douche, suivie d'une dilatation assez considérable du col pour permettre l'introduction de deux doigts; les douleurs s'établissent convenablement.

Mais, malgré l'énergie des contractions, la tête resta si élevée pendant vingt-quatre heures. qu'on put à peine l'atteindre à travers l'orifice.

Le 11, à midi, rupture spontanée de la poche des eaux, anormalement résistante, suivie de contractions fortes et douloureuses, la tête restant toujours dans la même situation. Trois heures après, à la suite d'un travail pénible, difficile, expulsion spontanée d'un enfant mort, qu'on essaya en vain de ramener à la vie. La délivrance fut naturelle, facile, et l'utérus se rétracta fortement.

Le Dr Kiwisch résume ainsi les avantages de sa méthode :

1° La douche utérine prépare l'acte d'accouchement prématuré avec le plus de ménagement possible, au moyen de ramollissement et de la dilatation nécessaire du segment inférieur de l'utérus; l'abaissement normal de l'utérus a lieu en conséquence.

2° Avec ce moyen, tout traitement préparatoire est superflu.

3° Ce procédé est très-facile à employer et nullement désagréable aux femmes enceintes, puisque l'injection d'eau chaude ne produit aucun malaise.

4° Il ne prend pas beaucoup de temps, attendu que chaque application ne dure que quelques minutes, et que, dans un cas, cinq douches suffirent chez une femme qui paraissait devoir être rebelle à son action.

5° Ce procédé est susceptible d'une élévation graduelle de puissance, attendu que l'on peut se servir d'eau plus chaude, ou bien prolonger chaque séance, ou encore rapprocher les douches; si bien que la durée de tout le procédé est laissée à la volonté de l'accoucheur.

6° Il ne peut jamais occasionner de lésions aux voies génitales, ni aux membranes de l'œuf ; il ne peut exercer aucune influence préjudiciable au produit de la conception ; de plus, ce moyen imite la nature principalement en ceci, qu'il hâte la préparation des voies génitales en y faisant affluer une plus grande abondance de liquide.

Au lieu d'employer un vase rempli d'eau et percé d'un trou à sa partie inférieure, comme le faisait Kiwisch, M. le professeur P. Dubois s'est servi, dans plusieurs circonstances, de l'irrigateur Éguisier, qui a, j'en conviens, des avantages, mais qui a l'inconvénient d'être d'un prix assez élevé, et qui, en outre, est assez volumineux, et par conséquent incommode à transporter. Ce qui nous paraît le plus simple, c'est un tube en caoutchouc, servant de siphon à n'importe quel vase, ce tube étant muni d'une boule également en caoutchouc, et qu'il suffit de presser et de laisser revenir sur elle-même pour amorcer le siphon.

M. Hippolyte Blot (*Gazette hebdomadaire,* page 350 ; 1855) donne la description d'un siphon à deux boules, l'une servant à appeler l'eau, l'autre distendue par cette eau avant qu'on ouvre le robinet, et qui, revenant sur elle-même, permet d'augmenter la force du jet. M. Blot fait en même temps ressortir les avantages de cet instrument ; mais il a un inconvénient, c'est qu'il faut sans cesse agir sur l'une des boules ; cet inconvénient, qui est peu de chose dans les hôpitaux, où l'on peut faire comprimer la boule par un aide, est, selon nous, très-grave dans la pratique de la ville, où le nombre des aides est généralement très-restreint.

Le Dr Kiwisch conseille les douches chaudes, même dans l'accouchement à terme, quand le col induré, modifié dans son tissu, oppose une grande résistance aux efforts de dilatation ; elles sont non moins utiles pour régulariser les contractions spasmodiques, activer un travail languissant. Elles ont été employées avec succès dans ce dernier but à la clinique de M. P. Dubois.

M. le Dr Campbell a remarqué que l'efficacité des douches est considérablement augmentée quand le jet est dirigé dans l'axe du col ; dans ce cas, il y aurait non-seulement une excitation du col, mais encore décollement d'une portion des membranes, de sorte que les douches, employées de cette manière, auraient une grande analogie avec les injections utérines de Cohen.

Deux accidents peuvent survenir pendant et après la douche administrée de cette manière, accidents qui n'ont été, je crois, signalés par aucun des auteurs qui ont écrit sur l'acccouchement prématuré artificiel; ce sont :

1° Un petit écoulement de sang qui prouve qu'il y a un décollement des membranes. Cet accident n'en est pas un, à proprement parler, dans la plupart des cas, mais il pourrait en devenir un réel si le placenta était assez près de l'orifice pour que le décollement allât jusqu'à lui.

2° Un accès de fièvre qui survient après l'irrigation, dans les deux ou trois heures qui suivent; cet accident, signalé par M. P. Dubois à sa clinique, n'a été observé que dans les cas où l'on a introduit la canule dans le col.

L'éminent professeur a comparé avec raison cette complication à ce qui se passe après le cathétérisme uréthral. Il faut alors laisser reposer la femme vingt-quatre ou trente-six heures, et avoir soin de ne pas introduire de nouveau la canule dans la cavité du col.

M. le Dr Charrier, ex chef de clinique d'accouchements, qui a bien voulu nous donner ces détails, a observé cet accident deux fois à la Maternité et deux fois à Clinique.

Les résultats obtenus au moyen des douches utérines sont aujourd'hui trop connus pour qu'il nous paraisse utile d'allonger ce travail par une série d'observations; nous nous contenterons d'en rapporter ici une dans laquelle M. Ch. Pajot a réussi à amener l'accouchement en neuf heures seulement avec trois douches d'un quart d'heure, et une autre dans laquelle l'accouchement a été provoqué à l'aide des douches d'eau froide.

OBSERVATION 1re.

M. Pajot fut consulté, en 1854, par une jeune femme rachitique accouchée déjà une fois à la Maternité à l'aide de la céphalotripsie.

Cette femme, de très-petite taille, avait un rétrécissement pelvien assez considérable. Le diamètre antéro-postérieur présentait à peu près 7 centimètres d'étendue.

La grossesse actuelle datait de sept mois environ.

M. Pajot conseilla l'accouchement prématuré provoqué, conseil déjà donné après le premier accouchement.

Il employa la méthode de Kiwisch. Cette fille, qui était fort pauvre, voulut néanmoins accoucher chez elle. On installa un appareil très-simple, composé d'un vase pouvant contenir un seau d'eau, auquel on adapta, vers le fond, un long conduit en caoutchouc, muni d'un robinet et terminé par une canule. Le vase fut placé aussi haut que le permettait le logement de cette femme, et on obtint de la sorte un jet d'une force qui parut suffisante et qui le fut en effet.

La première douche d'eau tiède fut donnée à trois heures de l'après-midi ; elle dura un quart d'heure.

Il fut convenu avec un élève en médecine, qui connaissait cette femme, qu'il renouvellerait la petite opération toutes les trois heures.

Le travail se déclara très-franchement à la troisième douche, et, à deux heures et demie du matin, cette femme accoucha d'un petit enfant qui malheureusement se présenta par les pieds, et mourut au passage, quelque diligence que l'on fît pour l'extraire.

Les suites de couches furent naturelles, et la femme se rétablit complétement en une quinzaine de jours.

OBSERVATION II.

Sur une femme dont le diamètre sacro-pubien ne mesurait que 80 millimètres (2 pouces 10 lignes), M. Aubinais, de concert avec M. Taval, résolut de provoquer l'accouchement à sept mois et demi. Voulant employer dans ce but les douches froides intravaginales, voulant surtout bien juger de la valeur de ce moyen, ils ne lui associèrent aucune médication interne ou externe.

Trois douches, de quatre minutes de durée, furent donc données par jour. Dès la septième, apparurent des tranchées utérines, d'abord espacées, puis de plus en plus rapprochées; le col se dilata graduellement. Pour mieux voir ce que pourraient les douches, on s'abstint même de déchirer la poche des eaux, qui faisait saillie; néanmoins l'accouchement se termina heureusement le soir même, c'est-à-dire trois jours après que les douches avaient été commencées. La mère se rétablit bien; mais l'enfant, ayant été transporté sans précautions à 8 kilomètres, par un temps froid et pluvieux, mourut au bout de soixante et douze heures, bien qu'au moment de sa naissance, il parût constitué de manière à devoir vivre (1).

CONCLUSIONS.

De tout ce que nous avons dit, on peut conclure :

1° Que l'accouchement prématuré artificiel est une opération qui ne peut être réprouvée par la morale.

2° Que l'accouchement prématuré artificiel est indiqué dans certains cas de rétrécissement du bassin, compris entre deux limites·

Pour la limite supérieure, il faut que le diamètre antéro-postérieur du détroit supérieur n'ait pas plus de 8 centimètres et demi.

____

(1) *Gazette hebdomadaire*, p. 380.

Pour la limite inférieure, nous avons dit que nous n'adoptons pas celle qui est généralement admise en France, c'est-à-dire 6 centimètres et demi, mais que notre peu d'expérience ne nous permet pas de fixer d'une manière précise celle que nous voudrions voir adopter.

3° Que les douches utérines sont le procédé opératoire qui réunit le plus d'avantages, et que surtout c'est celui de tous qui est le plus inoffensif; que c'est par conséquent celui que l'on devra généralement adopter, sauf à pratiquer la ponction des membranes, une fois l'orifice un peu dilaté, dans les cas pressants où l'on trouverait que les douches n'agissent pas assez rapidement, et à employer l'éponge, si elles échouaient.

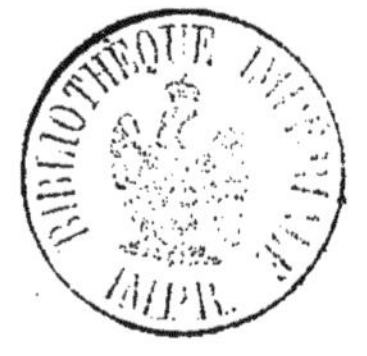